ESKKA BASIC SERIES

エスカベーシック
# 解剖生理学

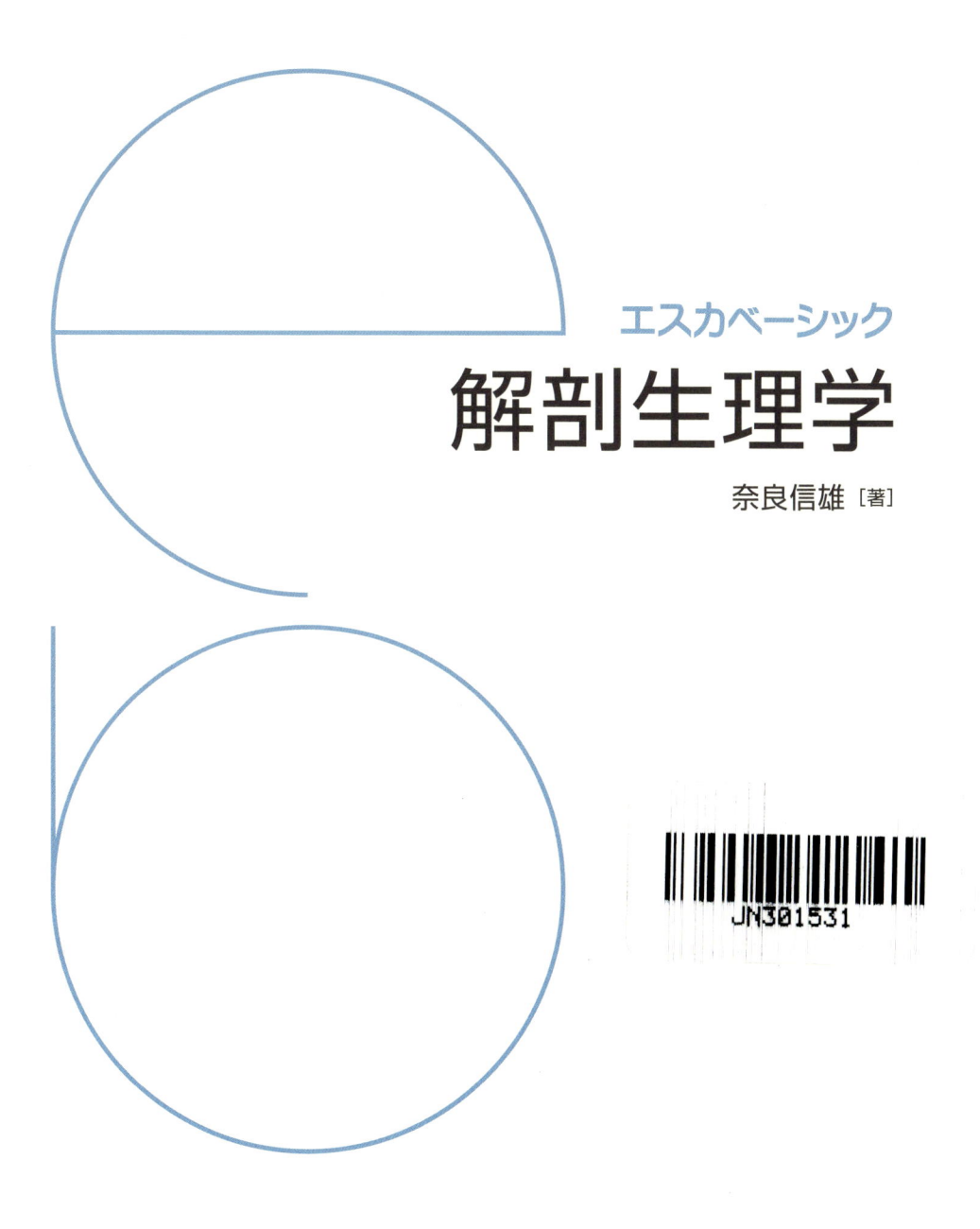

奈良信雄［著］

同文書院

# 『エスカベーシック・シリーズ』の刊行にあたって

　今,管理栄養士・栄養士を取り巻く環境は激変している。2000年3月の「栄養士法」改正により,とりわけ管理栄養士は保健医療分野の重要な担い手に位置づけられた。しかし,現代の大きなテーマとなっている「食の安全」や国民の「健康保持活動」の分野で,管理栄養士・栄養士が十分な役割を果たしているかは意見が分かれるところである。

　同文書院では,2002年8月に「管理栄養士国家試験出題基準(ガイドライン)」が発表されたのを受けて,『ネオエスカ・シリーズ』を新ガイドラインに対応して全面的に改訂し,より資質の高い管理栄養士の育成を目指す教科書シリーズとしての強化を図ってきた。

　『エスカベーシック・シリーズ』は,『ネオエスカ・シリーズ』のいわば兄弟版として位置づけ,ガイドラインの「社会・環境と健康」「人体の構造と機能および疾病の成り立ち」「食べ物と健康」「基礎栄養学」「応用栄養学」「臨床栄養学」「公衆栄養学」「栄養教育論」「給食管理」の各分野の基本を徹底的に学ぶことに焦点をあて,応用力があり,各職域・現場で即戦力になりうる人材の養成を目指すことにした。

　本シリーズは『ネオエスカ・シリーズ』と同様,"基本的な事項を豊富な図表・イラストと平易な文章でわかりやすく解説する"とのコンセプトは踏襲しているが,より一層「コンパクト」に「見やすく」したのが最大の特徴で,内容もキーワードを網羅し,管理栄養士・栄養士養成施設校のみならず,栄養を学ぶすべての関係者に活用いただけるものと,自負している。

2008年4月

監修者代表
(株)同文書院

## 執筆者紹介

**奈良信雄**(なら・のぶお)
東京医科歯科大学
医歯学教育システム研究センター長
大学院医歯学総合研究科臨床検査医学分野教授

## introduction
## まえがき

　栄養は，人間が健康的な生活を楽しむうえでもっとも重要で，かつ基本となる。すなわち，必要不可欠な栄養素を適正に摂取することにより，人間は健康で快適な生活を送ることができる。逆に，栄養素が不足したり，多すぎたりすると，健康を維持することができず，寿命を短縮してしまうことになりかねない。

　栄養士は，国民が適正な栄養生活を送って健康を維持し，さらに増進するよう，指導し，実践する立場にある。この重大な役割を果たすには，栄養学に精通することはもちろんであるが，生物としての人間の特性についても十分に理解し，かつ栄養素の過不足による疾病に関する知識をもっておくことが要求される。

　こうした観点から，本書では，人体の構造と機能を解説し，代表的な疾病の成り立ちについて概略を述べることにした。その内容は厚生労働省の管理栄養士国家試験出題基準（ガイドライン）に準拠し，「人体の構造と機能及び疾病の成り立ち」に関する事項を網羅することにした。ここでは，従来の解剖学，生理学，生化学，さらに病理学および臨床医学が包括されている。栄養士にとっては，人間を全体像としてみることが重要であるとの観点に立って，このようなガイドラインになっている。本書はガイドラインに従い，解剖学ならびに生理学で履修される部分を網羅することにした。解剖学・生理学の教科書として，また管理栄養士国家試験を目指して学習する際の基本的な参考書としても使用できるよう配慮している。

　栄養士養成校で勉学に励まれる学生諸君，管理栄養士を目指して受験を志す方々，また現場で栄養士としてご活躍の方々に，ぜひ本書をご活用していただき，国民の栄養生活の向上に貢献していただきたいと切望する。

　本書の企画，編集には同文書院編集部の多大なご尽力をいただいた。ここに深謝する。

　　　2008年5月

　　　　　　　　　　　　　　　　　　　　　　　　　　　　　　　　　　　　　　奈良信雄

# contents ■もくじ

まえがき　iii

## chapter 1　人体の構造　1

### 1．細　胞　1
1）細胞膜　1
2）核　1
3）細胞質　4

### 2．組　織　4
1）上皮組織　4
2）結合・支持組織　5
3）筋組織　6
4）神経組織　7
5）血液，リンパ　7

### 3．器官，器官系（系統）　8

### 4．細胞内小器官　8
1）ミトコンドリア（糸粒体）　8
2）ゴルジ装置　8
3）リボソーム　8
4）小胞体　8
5）リソソーム（ライソソーム）　8
6）中心体　8
7）そのほか　8

### 5．生体膜　9

◆ 演習問題　11

## chapter 2　個体の調節機構と恒常性（ホメオスタシス）　13

### 1．情報伝達の機序　13
1）情報伝達の種類と機能　13
2）受容体による情報伝達　14
3）細胞内シグナル伝達　14
4）活動電位　16
5）軸索，シナプス　16
6）刺激に対する感覚受容　19

7）反　射　20
2．恒常性（ホメオスタシス）　21
　　1）恒常性とフィードバック機構　21
　　2）体液・電解質バランス，酸塩基平衡　22
　　3）体温の恒常性と調節　26
　　4）生体機能や体内環境のリズム性変化　26
3．ホルモンの作用機序と分泌調節　26
　　1）ホルモン分泌と制御　26
　　2）ホルモンの作用機構　28
4．免疫と生体防御　28
　　◆ 演習問題　29

## chapter 3　生殖，発生，成長，発達　31

1．受精，着床　31
2．組織・器官発生　31
3．胎児の発育　32
4．成　長　32
5．身体機能の発達　34
　　1）運動機能　34
　　2）言語機能　34
　　3）高次脳機能　34
　　4）生殖機能　34
6．更年期　34
◆ 演習問題　36

## chapter 4　消化器系　37

1．消化器系の構造と機能　38
　　1）消化器の構造と機能　38
　　2）咀嚼の機構　44
　　3）嚥下の機構　44
　　4）消化管運動のしくみ　45
　　5）糞便形成と排便のしくみ　47
2．消化，吸収　47

◆ 演習問題　48

## chapter 5　循環器系　49

1．心臓の構造と機能　49
　1）心臓壁　50
　2）弁　膜　50
　3）心臓の拍動と調節　50
2．体循環, 肺循環　51
3．血管の構造　53
4．動脈系, 静脈系, リンパ系　53
　1）動脈系　53
　2）静脈系　54
　3）リンパ系　54
5．血圧調節の機序　54
　1）神経性調節　54
　2）体液性調節　55
◆ 演習問題　56

## chapter 6　腎・尿路系　57

1．腎臓の構造と機能　57
2．体液の量, 組成, 浸透圧　60
　1）体液の量　60
　2）体液の組成　60
　3）体液の浸透圧　60
3．水, 電解質, 酸塩基平衡の調節機構　61
　1）水の代謝, 調節　61
　2）電解質の代謝, 調節　62
　3）酸塩基平衡の代謝, 調節　62
4．腎に作用するホルモン, 血管作動性物質　63
◆ 演習問題　65

## chapter 7　内分泌系　　67

### 1．ホルモン　67

1）ホルモンの分類,構造　67

2）作用機序　67

3）ホルモン分泌の調節機構　69

### 2．内分泌器官と分泌ホルモン　70

1）視床下部　70

2）下垂体　71

3）甲状腺　72

4）副甲状腺（上皮小体）　72

5）副　腎　73

6）膵　臓　74

7）性　腺　74

◆ 演習問題　75

## chapter 8　神経系　　77

### 1．神経系の一般特性　77

1）中枢神経系　77

2）末梢神経系　82

3）脳の血管支配　84

4）神経伝達物質　84

### 2．体性神経系　85

### 3．自律神経系　86

1）交感神経系　86

2）副交感神経系　86

### 4．感覚器系　87

1）視覚器　87

2）平衡・聴覚器　89

3）味覚器　89

4）嗅覚器　90

5）皮　膚　90

### 5．摂食の調節　90

◆ 演習問題　91

# chapter 9　呼吸器系　93

1. 気道の構造と機能　93
    1）鼻　93
    2）咽　頭　94
    3）喉　頭　94
    4）気管と気管支　94
2. 肺の構造と機能　94
3. 血液による酸素，二酸化炭素運搬のしくみ　94
    1）酸素の運搬　95
    2）二酸化炭素の運搬　96

◆ 演習問題　97

# chapter 10　血液，造血器，リンパ系　99

1. 骨髄，造血幹細胞，各血球の分化・成熟　99
    1）骨　髄　99
    2）造血幹細胞，各血球の分化・成熟　99
2. 血漿成分　101
    1）物質の輸送　101
    2）酸塩基平衡の調節　102
    3）体液量の調節　102
    4）体温の調節　102
    5）生体防御作用　102
    6）血液凝固作用　102
3. 赤血球（RBC）　102
4. 白血球（WBC）　103
5. 血小板，止血機能，血液凝固・線溶系　103

◆ 演習問題　105

# chapter 11　運動器（筋骨格）系　107

1. 骨，軟骨，関節，靱帯の構造と機能　107
2. 骨の発生，成長　109

3．骨形成，吸収　　110
   4．筋肉の構造と機能　　110
      1）骨格筋の構造　　111
      2）筋肉の収縮　　112
      3）筋肉の疲労　　114
      4）主な骨格筋　　114
   5．白筋と赤筋　　114
   ◆ 演習問題　　115

## chapter 12　生殖系　　117

   1．生殖系の構造と機能　　117
      1）男性生殖器の発育過程，形態，機能　　117
      2）女性生殖器の発育過程，形態，機能　　118
      3）性周期，排卵の機序　　119
   2．妊娠と分娩　　120
   ◆ 演習問題　　122

## chapter 13　免疫と生体防御　　123

   1．非特異的生体防御機構　　123
      1）皮膚，粘膜　　123
      2）局所での抗菌性物質分泌　　123
      3）好中球，単球，マクロファージによる殺菌　　123
   2．生体防御機構における免疫系の特徴　　125
   3．リンパ節と胸腺　　126
   4．液性（体液性）免疫　　126
   5．細胞性免疫　　127
   6．免疫学的自己の確立と破綻　　128
   ◆ 演習問題　　129

   さくいん　　131

# chapter 1 人体の構造

〈学習のポイント〉
① すべての生物は細胞からなる。
② 細胞が集まって組織をつくり，さらに組織が集まって器官をつくる。
③ 器官が集まった器官系（系統）により人体が完成する。
④ 細胞は細胞膜，核，細胞質からなる。
⑤ 核には遺伝情報をもつデオキシリボ核酸（DNA）があり，染色質を構成する。
⑥ 組織には，上皮組織，結合・支持組織，筋組織，神経組織，血液，リンパなどがある。
⑦ 細胞質には，細胞内小器官にミトコンドリア，ゴルジ装置，リボソーム，小胞体，リソソーム，中心体などがある。

すべての生物は「細胞」という最小の基本単位からつくられている。そして同時に，細胞は生命体としての機能を発揮する最小単位でもある。つまり，生体にとって細胞は構造の面からも，機能の面においても，最小の基本単位といえる。

10億個の細胞が集まると，その重さはおよそ1gである。このため，たとえば体重が60kgのヒトは，約60兆個の細胞からつくられていることになる。細胞には，子孫を残すための生殖細胞と，みずからの生命現象を営むための体細胞とがある。体細胞には上皮細胞や神経細胞など，約200種類あり，それぞれに特有な機能がある。

同じ種類，あるいは同じ機能をもつ細胞は，一定の秩序に従って集まり，「組織」という単位になる。いくつかの組織が集まると特定の機能を営む「器官」という単位ができる。

さらに，いくつかの器官が集まると，協同的に働いて，統合的な生理作用を営む「器官系」あるいは「系統」という単位を構成する。

そして，器官系（系統）が集まって統一されると，形態的にも機能的にも調和のとれた人体が完成する。

## 1．細　胞

細胞は生物の基本構造を支える最小の単位で，生命を維持するのに必要な機能を備えている。個々の細胞は，細胞膜，核，細胞質からできており，細胞質にはそれぞれに固有の働きをもった細胞内小器官がある（図1‐1）。

### 1）細胞膜

細胞の表面は，リン脂質を主体にした厚さ約5nmの細胞膜でおおわれている。リン脂質は，水に親和性をもつ親水基と，水に親和性のない疎水基の両親媒性という性質がある。細胞膜では，リン脂質が親水基を細胞の内外両表面に向け，疎水基どうしを内側に向けた二重構造をしている（図1‐2）。

細胞膜のところどころには，タンパク質成分や糖タンパク質成分などが存在する。これらは受容体（レセプター）やイオンチャネルとなって，細胞の内側と外側との間で水，イオン，アミノ酸，糖などの物質を受け渡す働きをしている。また赤血球の血液型決定物質のように，表面抗原物質となっているものもある。

### 2）核

核は細胞に通常1個あり，染色質，核小体，核

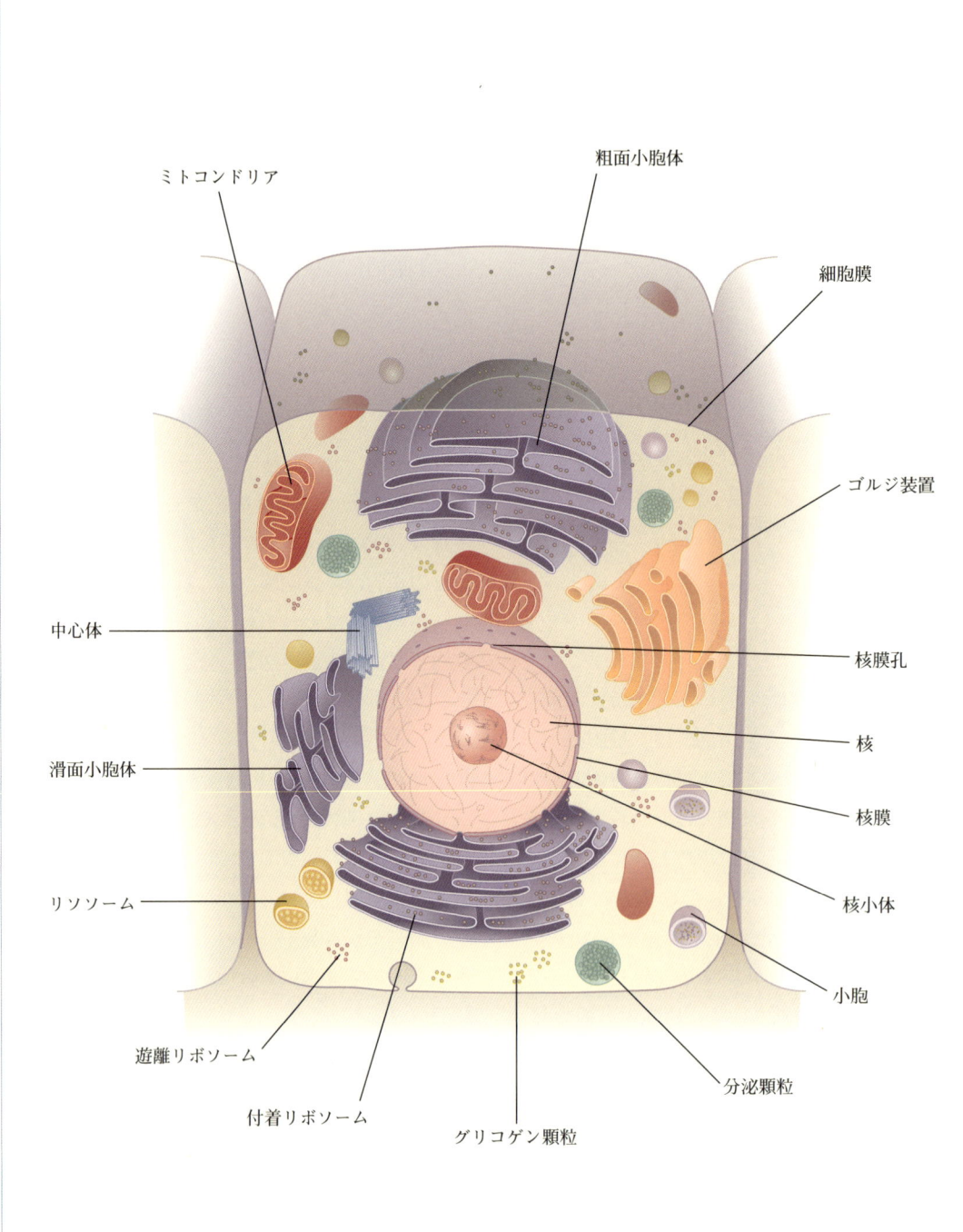

図1-1　細胞の構造

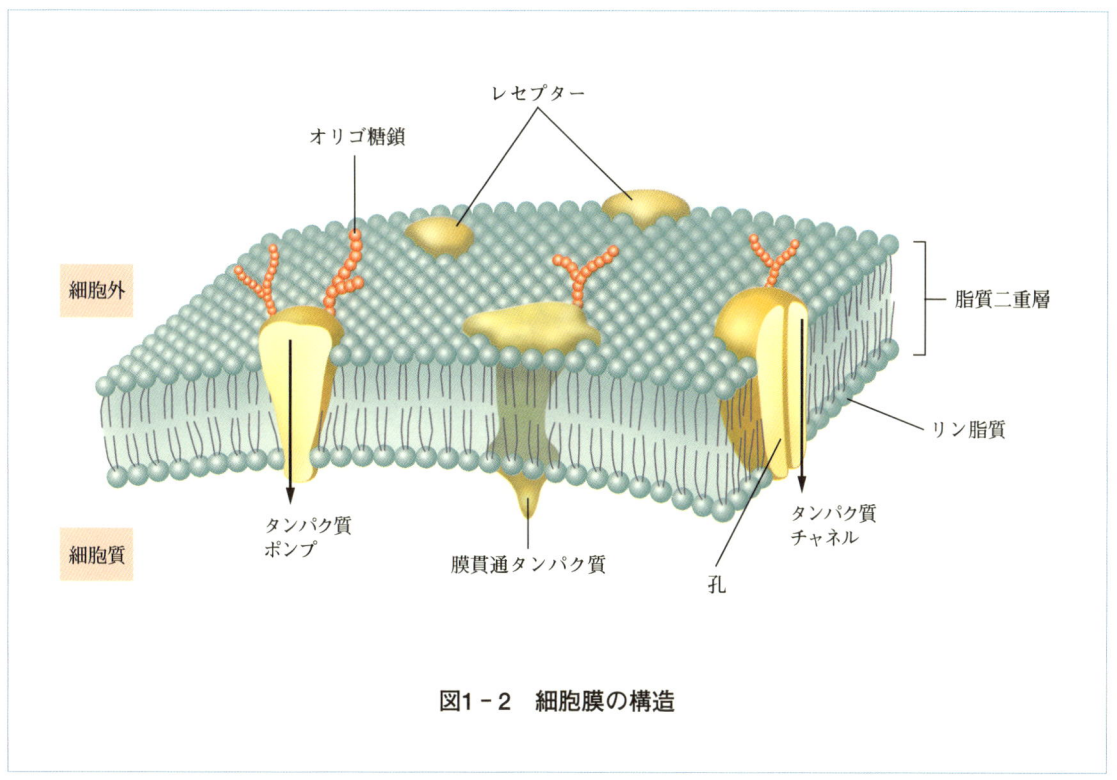

図1-2　細胞膜の構造

膜から構成されている。核には細胞の遺伝情報であるデオキシリボ核酸（DNA）が含まれており，DNAを細胞内に保管するとともに，DNAやリボ核酸（RNA）を合成する場にもなっている。

染色質（クロマチン）は，DNAと，ヒストンなどのタンパク質とが複合体になった核タンパク質である。染色質はごく細いネットワーク状の構造をしているが，細胞が分裂するときには太い糸状の構造になる。このため細胞分裂のときにギムザ染色などを施して細胞を光学顕微鏡で観察すると，染色体（クロモソーム）として観察できる[1]。

核小体はRNAの粒子が連なったもので，核の中に1～数個存在する。

核膜は薄い2枚構造をした膜で，ところどころで直径50～100 nmの孔（核膜孔）が開いている。この孔を通して，核内と細胞質との間で物質交換が行われる。

*1　染色体の観察
染色体を観察するには，細胞にコルヒチンなどの分裂を阻止する薬剤を加えて，細胞の分裂を停止させてから染色することがよく行われる。

### 3) 細胞質

細胞質には，形態的にも，機能的にも分化した細胞内小器官がある。これには，ミトコンドリア，ゴルジ装置，リボソーム，小胞体，リソソーム，中心体などがある（chapter 1-4. 参照）。

## 2. 組　織

同じ働きをもつ細胞どうしは集まって組織をつくる。組織は細胞と細胞間質からなり，上皮組織，結合・支持組織，筋組織，神経組織，血液，リンパなどがある。

### 1) 上皮組織

上皮組織は，体表や体腔，器官，脈管の内面をおおう細胞層である。単に上皮とも呼ばれ，からだや臓器を保護したり，物質を吸収したり，分泌物を出したりしている。また，呼吸や感覚に関係する上皮組織もある。

上皮組織は上皮細胞と基底膜からなり，上皮細胞の形態からは扁平，立方，円柱上皮に区別され，層構造からは単層と重層上皮とに区別される（図1-3）。

単層扁平上皮は扁平な細胞が1層に並ぶものである。血管，リンパ管，腹膜腔，胸膜腔，心膜腔の内面などをおおっている。単層立方上皮は立方形の細胞が1層に並んだもので，腎臓の尿細管粘膜などにみられる。単層円柱上皮は円柱状の細胞が1層に並んだもので，消化管の粘膜表面などをおおう。

重層扁平上皮は扁平上皮が重なってできている。外部からの圧力に強くなっており，機械的刺激を受けやすい皮膚の表皮や，口腔，食道，腟，肛門，角膜の上皮などにみられる。移行上皮は細胞の高さがまちまちで，分布する器官の機能状態

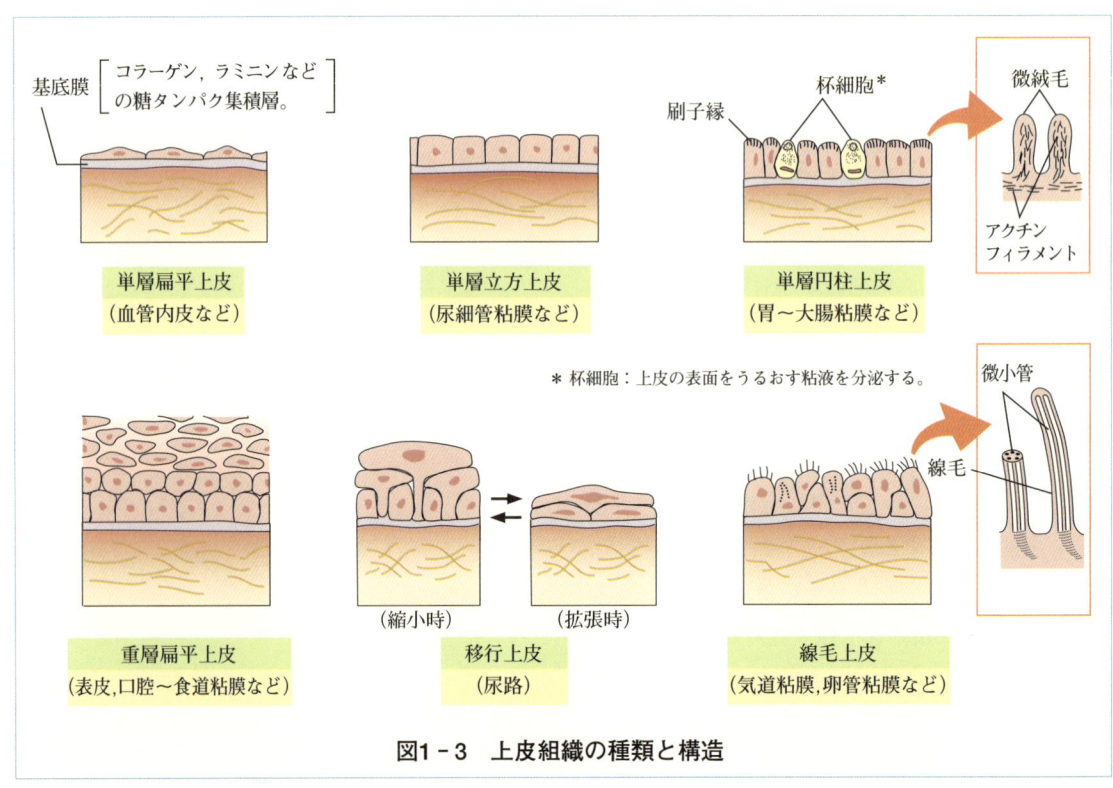

図1-3　上皮組織の種類と構造

に応じてうまく細胞の形が変化できる。腎盂，尿管，膀胱など，尿量の変化によって伸縮する尿路系の粘膜にみられる。

　上皮の表面に線毛があるものを線毛上皮と呼ぶ。鼻腔，喉頭，気管，気管支などの気道や，卵管，精管などの粘膜にある。線毛は，風になびく稲穂のような運動をして，異物や卵子，精子などを送りだす。

　腺上皮は，分泌機能をもつもので，汗や消化酵素などを分泌する外分泌腺と，ホルモンを分泌する内分泌腺とがある*2。

> *2　分泌腺
> 外分泌腺では，分泌物は分泌管を通じて消化管内や体表などに排出される。内分泌腺で分泌されたホルモンは，血中に入り標的となる臓器に運ばれて作用する。

## 2）結合・支持組織
### （1）結合組織
　結合組織は，種々の組織の間や器官のすき間を結合したり，すき間をうめる組織である。表皮の下にある皮下組織，粘膜上皮の下にある粘膜下組織，実質器官にある葉間組織や小葉間組織，筋膜，腱などといった組織がある。これらは組織や器官のすき間を満たすだけでなく，栄養の供給，異物の処理，損傷からの修復などにもかかわっている。

　膠原線維（コラーゲン線維）が主体になっている疎性結合組織（図1-4），多くの脂肪細胞がある脂肪組織，動脈壁など弾性線維が多く含まれる弾性組織，メラニン細胞に富む色素組織などがある。

### （2）支持組織
　支持組織とは，骨や軟骨など，からだを支えている組織をいう。

　軟骨組織は，軟骨細胞とゲル状の軟骨基質（細胞間質）からつくられる。

　硝子軟骨は，コンドロイチン硫酸などのムコ多糖類が含まれ，中等度の弾力性がある。肋軟骨，関節軟骨，気管軟骨などにみられる。

　弾性軟骨は，基質に弾性線維が密に分布しており，弾力性に富む。耳介軟骨，外耳道，鼻軟骨，喉頭蓋軟骨などにある。

　線維軟骨は，基質に膠原線維が多く含まれ，可

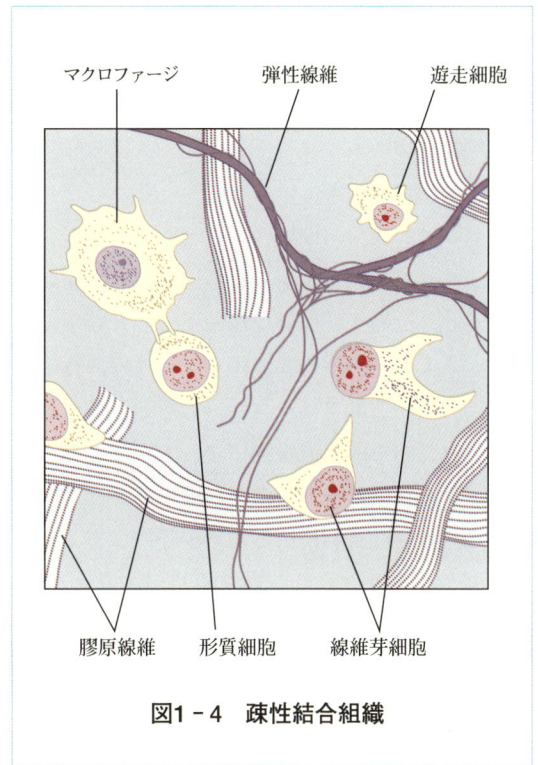

図1-4　疎性結合組織

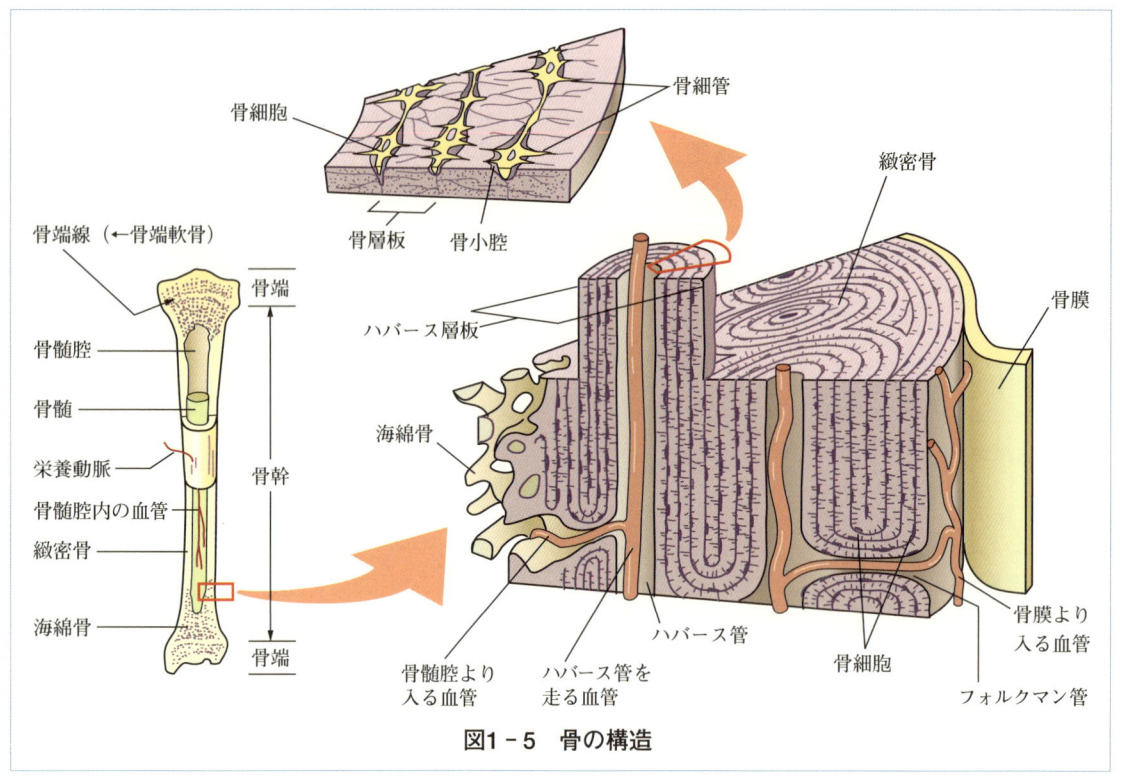

図1-5　骨の構造

動性に乏しい。椎間板，恥骨結合，関節半月などにみられる。

　骨組織は，骨の主体をなす硬い組織で，豊富な膠原線維とカルシウムを含む骨基質（細胞間質）と，骨細胞からできている（図1-5）。

　骨基質は，表層の硬い緻密質と，深層にある粗い構造をした海綿質とからなる。海綿質のすき間と骨髄腔は洞様毛細血管に富んだ骨髄となっており，ここで造血が行われている。骨への血行は豊富で，骨膜からはフォルクマン管を通って血管が入り，骨質内で縦の血管腔になっているハバース管に連なり，栄養を骨質に与えている。

　骨細胞は，骨層板に沿った骨小腔内にある。血管から栄養を取り入れ，再生能力がある（chapter 11参照）。

## 3）筋組織

　筋組織は筋肉をつくっている組織である。収縮能をもつ筋線維が基本単位になっており，その構造から，横紋がみられる横紋筋（骨格筋，心筋）と，横紋のない平滑筋とに分けられる（図1-6）。また，機能の面からは，自らの意思で動かすことができる随意筋と，動かすことができない不随意筋に分けられる。

　骨格筋は体幹や四肢の骨格に付着してからだを動かすほか，顔面の表情筋や食道上部の筋として表情をつくったり食道の運動に作用する[*3]。これらの筋は横紋筋であり，かつ随意筋である。

　泌尿器，生殖器，消化器，呼吸器，血管壁，外分泌腺などの諸器官には平滑筋が分布している。これらの筋は意思によって動かされるのではなく，自律神経によって動きがコントロールされる不随意筋である。

　心臓壁をつくる心筋は，構造面からみると横紋筋ではあるが，骨格筋とは異なって意思で動かすことはできない不随意筋である。心筋は自動性収

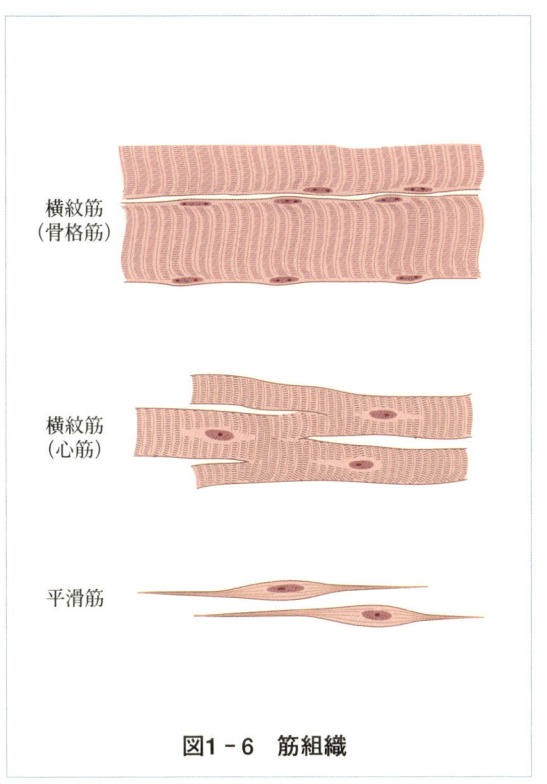

図1-6 筋組織

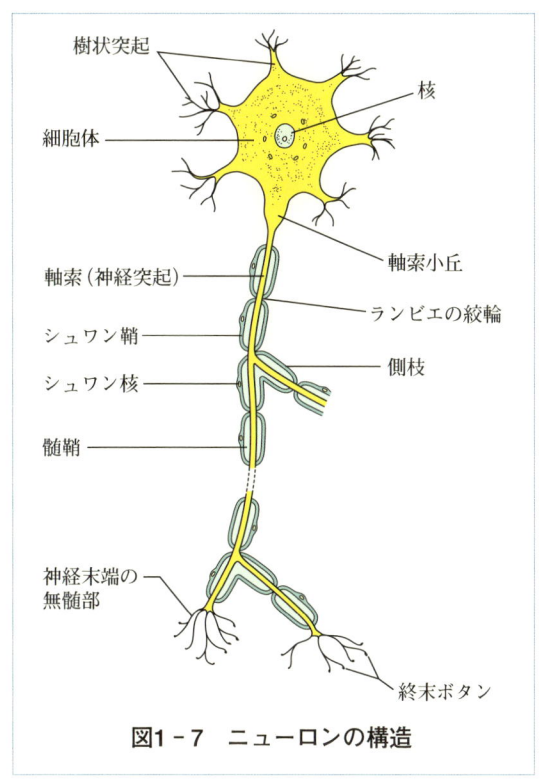

図1-7 ニューロンの構造

縮を行うが、その収縮には自律神経の影響も受ける（chapter 5参照）。

### 4）神経組織

　神経組織には，中枢神経の脳，脊髄と，末梢神経とがある。中枢神経は神経細胞と神経膠細胞（グリア細胞）からなり，末梢神経は神経細胞とシュワン細胞などからなる。

　神経細胞には，核をもつ細胞体を中心にして，興奮を次の細胞に伝える軸索（神経突起）と，刺激を受け取って神経核に求心的に伝える樹状突起とが伸びている。細胞体，軸索，樹状突起を合わせたものがニューロンと呼ばれている（図1-7）。

　神経細胞体は，脳，脊髄，および各種の神経節に存在する。

### 5）血液，リンパ

　血液とリンパは，液状の基質に細胞成分が浮か

> ＊3　食道とその働き
> 食道には口から入った食塊を胃に移動させる働きがある。その機能に対応して，食道の上部は食塊を移動させるのに適するように横紋筋でできており，食道下部は平滑筋からできている。なお，食道の粘膜も，固形の食塊から粘膜を保護するように上部の粘膜は重層扁平上皮で構成され，胃の噴門との境界付近で単層円柱上皮に変わる。

んだようにして流れているもので，液状組織とも呼ばれる。血液は血管内を流れ，液状の血漿に，赤血球，白血球，血小板の3種類の血球成分が流れている。リンパ液はリンパ管の中を流れ，液状のリンパ漿にリンパ球が流れている。

## 3．器官，器官系（系統）

いくつかの組織が集まって，消化や呼吸などといった特定の機能を営む器官がつくられる。器官には，大脳，小脳，心臓，肺，胃，小腸，大腸，肝臓，腎臓，膀胱などがある。いくつかの器官が集まり，協同的に働いて，統合的な生理作用を行う器官系（系統）が構成される。

器官系は，骨格系，消化器系，循環器系，呼吸器系，泌尿器系，生殖器系，内分泌系，神経系などに分けられる（図1-8）。

これらの器官系が集まって統合的に働くことにより，調和のとれた，独立した生活機能を営む人体が構成されることになる。

## 4．細胞内小器官

細胞内小器官とは，細胞質の中にあるごく微細な構造物のことで，それぞれが特定の重要な役割を担っている。

### 1）ミトコンドリア（糸粒体）

内外2枚の膜で包まれた，ホットドッグのような形をした小体である。内側にある膜からはクリステと呼ばれるヒダ状の隆起が出ている（図1-9）。内部の基質には多くの呼吸酵素が含まれており，代謝活動に重要なアデノシン3リン酸（ATP）を大量に供給している。つまり，ミトコンドリアは生体エネルギーを変換する場として，細胞の生命を維持するきわめて大切な働きを行っている。

### 2）ゴルジ装置

核の周囲にある，袋のような構造をした小器官である。タンパク質，糖質などを貯蔵したり運搬し，また細胞質内の膜成分を合成するなどの働きをしている。

### 3）リボソーム

RNAとタンパク質からできているリボ核タンパク質で，粗面小胞体（後述）に付着したものと，細胞質内に散在する遊離リボソームとがある。DNAからの遺伝情報にもとづいてタンパク質合成を行う場になっている。

### 4）小胞体

小胞状ないし管状の構造物で，膜の表面にリボソームが付着した粗面小胞体と，リボソームが付着していない滑面小胞体がある。粗面小胞体にはRNAが付着しており，タンパク質が合成される。滑面小胞体は，ステロイドホルモンの合成，グリコゲン代謝，分泌などに関係する。

### 5）リソソーム（ライソソーム）

加水分解酵素を含む顆粒状の小体で，細胞質内にある異物や老廃物を分解し処理する。マクロファージなどの食細胞に多く含まれている。

### 6）中心体

ゴルジ装置の周辺にみられる杆状の小体で，2つの中心小体からなる。中心小体は，細胞が分裂するときに紡錘糸を形成し，2つに分かれた染色体を移動するのに関与する。

### 7）そのほか

このほか，細胞骨格を形づくる細糸（フィラメ

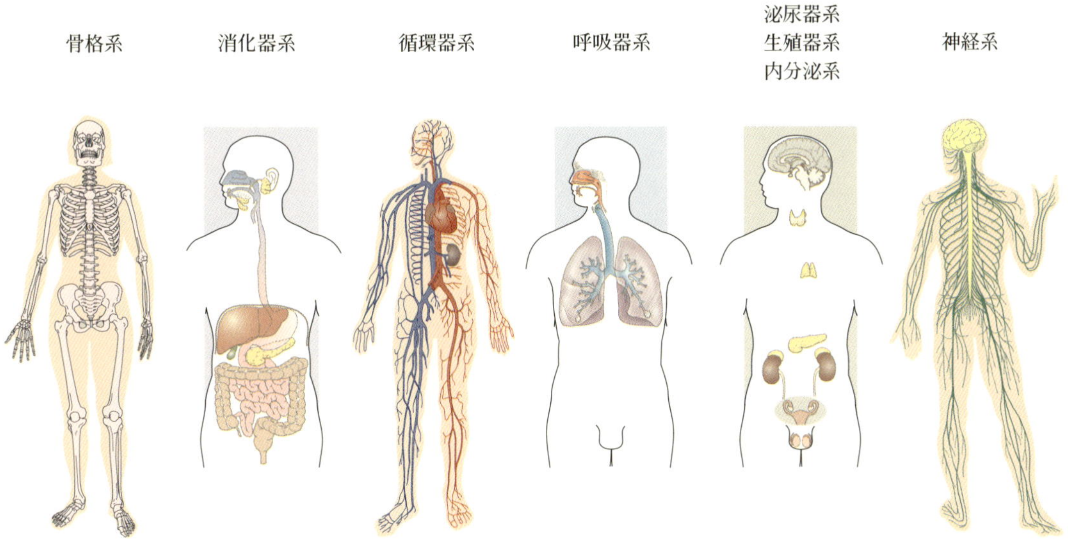

図1-8 器官系

ント)，細胞内運動に関係する微細管，細胞の表面にあって細胞外運動を行う線毛や鞭毛，小腸上皮細胞などにあって吸収作用に関与する刷子縁（微絨毛）などがある（図1-3）。

また細胞が代謝活動を行う際に生じるグリコゲン顆粒，脂質，分泌顆粒なども細胞質にみられる。

## 5. 生体膜

生体膜とは，細胞を構成する膜構造を総称するものである。細胞の表面にある細胞膜をはじめ，核膜や細胞内小器官にある細胞内膜なども含む。ほとんどの生体膜は約40％の脂質と約60％のタンパク質を含み，脂質ではリン脂質が主な成分になっている。

生体膜は脂質二重層の構造をして安定化し，その間にタンパク質が膜内顆粒としてうめ込まれた

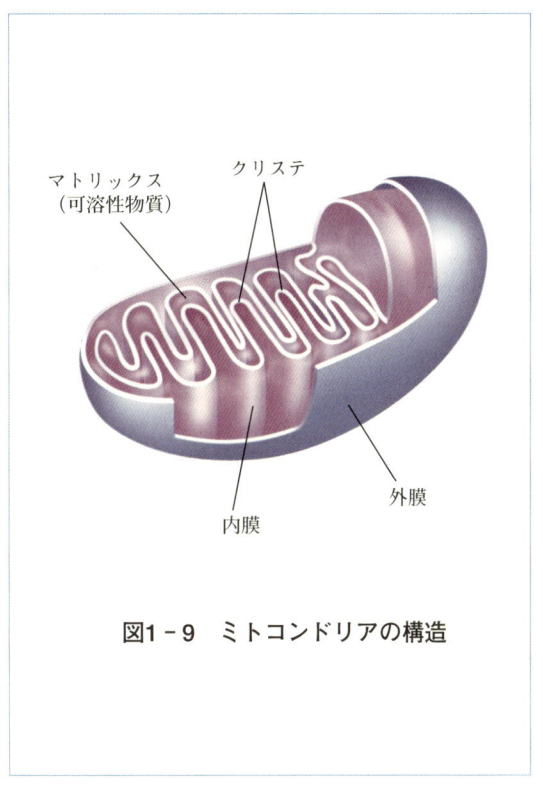

図1-9 ミトコンドリアの構造

ようになっている（図1-2）。生体膜は固定されたものではなく，波をうつように流動的で，タンパク質や脂質は移動する性質がある。

## ◆ 演習問題

**問題1．** 成人はほぼどのくらいの細胞で構成されているか。
　　　　(a) 6億個　　　　(b) 60億個　　　　(c) 600億個
　　　　(d) 6兆個　　　　(e) 60兆個　　　　(f) 600兆個

**問題2．** 細胞の核にあるのはどれか。
　　　　(a) 染色質　　　　(b) 中心体　　　　(c) ゴルジ装置
　　　　(d) リソソーム　　(e) リボソーム　　(f) ミトコンドリア

**問題3．** 尿管の上皮細胞はどれか。
　　　　(a) 単層扁平上皮　(b) 単層立法上皮　(c) 単層円柱上皮
　　　　(d) 重層扁平上皮　(e) 移行上皮

**問題4．** 横紋筋でできているのはどれか。
　　　　(a) 肝臓　　　　　(b) 気管支　　　　(c) 小腸
　　　　(d) 心臓　　　　　(e) 膀胱

**問題5．** 加水分解酵素を含んで細胞質内の異物や老廃物を処理するのはどれか。
　　　　(a) ゴルジ装置　　(b) 小胞体　　　　(c) 中心体
　　　　(d) ミトコンドリア(e) リソソーム　　(f) リボソーム

---

◎解　答
問題1．(e) ▶ p.1参照
問題2．(a) ▶ p.1参照
問題3．(e) ▶ p.4〜5参照
問題4．(d) ▶ p.6参照
問題5．(e) ▶ p.8参照

# chapter 2 個体の調節機構と恒常性（ホメオスタシス）

〈学習のポイント〉
① 外部環境の変化は，受容器で受け取られた後，情報伝達系によって中枢に伝えられ，神経系と内分泌系によって生体が反応する。
② 生理活性物質などのリガンドが受容体（レセプター）に結合してから細胞に応答が起こる現象をシグナル伝達という。
③ 神経や筋組織は，活動電位を発生して興奮し活動する。
④ 反射は受容器から伝わる求心性情報に対してもっとも効率よく起こる適切な反応である。反射弓は受容器—求心性神経線維—反射中枢—遠心性神経線維—効果器からなる。
⑤ 細胞外液のイオン組成，浸透圧，pH，温度などの内部環境のホメオスタシスによって細胞の機能が保たれる。
⑥ ホルモンは生体機能を調節し，免疫系は生体防御に重要である。

人体を構成している細胞の中で，外界の空気や水と直接に接しているのは皮膚と粘膜細胞だけで，そのほかのほとんどの細胞は細胞外液に浸った状態で存在する。このため，細胞は細胞外液の影響を受けやすく，からだの外にある環境を外部環境と呼ぶのに対して，細胞にとっての生活環境になっている細胞外液の状態を内部環境という。

細胞が正常な機能をスムーズに営むには，浸透圧，pH，電解質組成，ガス組成，温度などの内部環境条件が常に最適の状態に保たれていることが重要である。外部環境は，気候などの影響を受けてしばしば変化するが，生体はそのような変化にもかかわらず内部環境を一定の状態に保とうとする。生命現象にとっては，内部環境の恒常性を維持すること，すなわちホメオスタシスを保つことがきわめて重要である。

生体の内部環境は，神経系と内分泌系によって適切な条件に保たれている。これにより，個々の細胞や器官の働きが相互に協調され，統御されている。

もしも何らかの原因で内部環境にいちじるしい乱れが生じると，生体は健康な状態を保つことができなくなり，病気にかかってしまう。

## 1. 情報伝達の機序

われわれのまわりにある外部環境は，気温や湿度をはじめ，たえず変化している。それらの変化は私たちのからだに伝わり，変化に応じて活動し，外部環境の変化に対応しようとする。すなわち，外部環境の変化に関する情報を受容器（感覚器）でキャッチして中枢に送り，中枢で情報が統合される。そして，筋肉や分泌腺などの効果器に向けて信号を送り，外部環境の変化に対応する。

外部環境からの情報を受け取って中枢に伝達し，個々の器官，組織，細胞が全体としてまとまった活動ができるように調節を行うのは，主に神経系と内分泌系である。

### 1）情報伝達の種類と機能
#### （1）神経系

からだの内外で生じた刺激は神経系によって受け取られ，大脳などの中枢に伝えられる。伝えられた情報は中枢で統合され，刺激に対する反応として筋肉や分泌腺などが活動する。この一連の反応には，感覚受容器，中枢神経，運動性の信号出力という，神経系の3つの主要な部分が関与する。

感覚受容器は，からだがおかれている状態や，

環境の変化をすばやく感知する。

たとえば、皮膚が熱いものに触れた瞬間、温度を感知する皮膚の受容器が「熱い」という感覚を検知する。そして、その情報を中枢の大脳に伝える。大脳には経験にもとづいた情報が蓄積されており、それにもとづいて思考し、危険であると瞬時に判断した場合には、「手をすぐに引っ込めろ」という運動性の信号を出力部分に伝える。

また、寒い環境にさらされたときには、筋肉を収縮させて熱エネルギーを発生するように働く。

このように、神経系は、からだが感じとった感覚に対する反応をすみやかに決定し、適切な行動をとるように反応している。神経系の大部分は潜在意識のレベルで働く「自律神経系」で、心臓・循環機能、消化管機能、腺の分泌作用などといった内臓器官の機能を無意識の状態で調整している。

### (2) 内分泌系

内分泌腺から分泌されるホルモンは、血液など細胞外液によって全身に運ばれ、細胞の機能を調整する。

たとえば、甲状腺から分泌される甲状腺ホルモンは、血液中を流れて全身に運ばれ、細胞における化学反応の速度を促進して代謝活動を調節する。膵臓から分泌されるインスリンは、ブドウ糖の代謝を調整する。副腎皮質ホルモンは、ナトリウムイオン($Na^+$)、カリウムイオン($K^+$)、タンパク代謝などを調整する。

神経系が主に筋肉や分泌活動を調整するのに対し、内分泌系は主として代謝活動を調整するように働く。

## 2) 受容体による情報伝達

ホルモン、成長因子、神経伝達物質、接着分子などの生理活性物質は細胞に働きかけて、細胞の活動に影響する。この場合、まず第一のステップは、生理活性物質が細胞の表面にある受容体（レセプター）と結合することにある。

受容体はタンパク質で、細胞膜の脂質二重層にあるものと、細胞液中にあるものがある。細胞膜にある受容体は、膜貫通タンパク質として細胞膜を貫いており、その一部が細胞膜の一方もしくは両側につき出ている（図1-2）。細胞膜の両側に突出しているタンパク質はふつう親水性で、細胞膜を貫通している部分は脂質二重構造の中で安定するように疎水性の部分が含まれている。この部分は膜貫通ドメインと呼ばれる。

受容体は、決められた特定の生理活性物質としか結合しない。受容体と結合するものを、一般にリガンドという。リガンドが受容体に結合すると、受容体のタンパク質の構造が変化する。この構造変化が出発点となって次々に細胞の内部においてさまざまな変化が起こる。そして最終的には、リガンドのもたらす信号に対して細胞が応答する。こうしてホルモンなどがもっている情報にもとづいて、細胞が適切に反応する。

リガンドが結合してから細胞に応答が起きる一連の現象を、シグナル伝達という。

## 3) 細胞内シグナル伝達

細胞内シグナル伝達系を構成する基本的な因子には、

①セカンドメッセンジャー：サイクリックアデノシン1リン酸（cAMP）、サイクリックグアノシン1リン酸（cGMP）、カルシウムイオン（$Ca^{2+}$）など

②タンパク質リン酸化酵素（プロテインキナーゼ[*1]）：セリン/スレオニンキナーゼ、チロシンキナーゼなど

③タンパク質脱リン酸化酵素（プロテインホスファターゼ）：セリン/スレオニンプロテインホスファターゼ、チロシンプロテインホスファターゼなど

④GTP結合タンパク質（Gタンパク質）

の4種類がある。

chapter2 ●個体の調節機構と恒常性（ホメオスタシス）

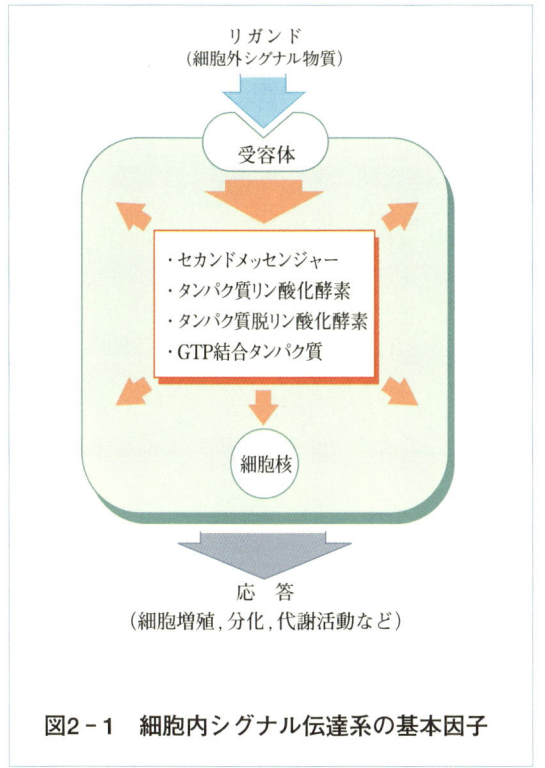

図2-1 細胞内シグナル伝達系の基本因子

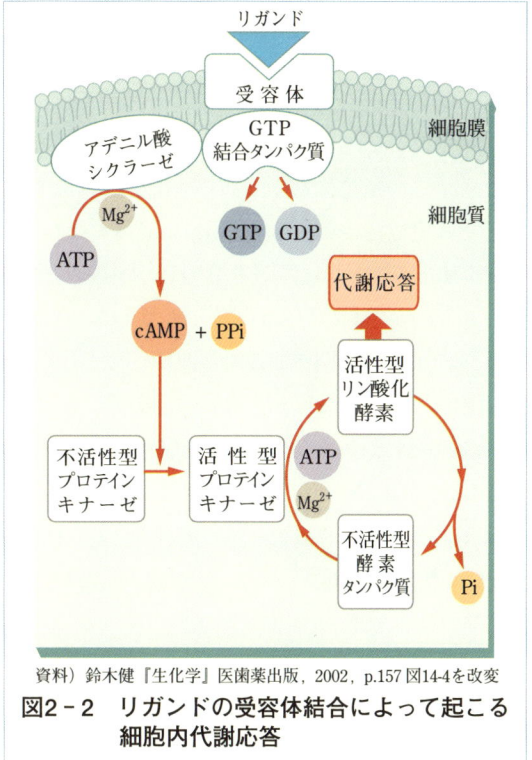

資料）鈴木健『生化学』医歯薬出版，2002，p.157 図14-4を改変

図2-2 リガンドの受容体結合によって起こる細胞内代謝応答

　これら4種類の基本因子がいろいろに組み合さって数多くの細胞内シグナル伝達系を構成し，細胞の機能を制御している（図2-1）。

　たとえば，ホルモンなどのリガンドがGTP結合タンパク質と連結している受容体に結合した場合，GTP結合タンパク質の作用を介してcAMP合成酵素であるアデニル酸シクラーゼが活性化され，細胞内にcAMPが生成される。生じたcAMPはセカンドメッセンジャーとしてcAMP依存性のプロテインキナーゼを活性化し，これによって特定の不活性型酵素タンパク質をリン酸化して活性化型の酵素タンパク質に変換させる。そして，活性化された酵素タンパク質が細胞内の代謝に影響を与え，最終的には細胞の増殖や分化，機能発現など，リガンドが目的としている作用があらわれることになる（図2-2）。

＊1　プロテインキナーゼ
タンパク質にリン酸基を転移する酵素をプロテインキナーゼといい，タンパク質リン酸化酵素ともいう。タンパク質の構造の中でもセリン，スレオニン残基，あるいはチロシン残基がリン酸化されることが多く，チロシン残基をリン酸化する酵素をとくにチロシンキナーゼ（タンパク質チロシンキナーゼ）と呼ぶ。

## 4）活動電位

　神経組織や筋組織は，生体内外からの刺激を受けると活動電位を発生して興奮し，活動を行う。

　すべての細胞では，細胞膜の内側が外側に対してマイナスの電位になっており，このような電位を静止膜電位という。静止膜電位は，おおむね－5～－100mVの範囲にある。これは，細胞内外のナトリウムイオン（$Na^+$）とカリウムイオン（$K^+$）の濃度差が関係している。

　細胞内には$K^+$濃度が150mMと高く，$Na^+$濃度は15mMと少ない。一方，細胞外の$K^+$は4mMで，逆に$Na^+$が150mMと多い。細胞膜にある$K^+$チャンネルは比較的広く開いており，$K^+$を比較的よく通す。しかし，$Na^+$は通しにくく，わずかに細胞膜を通って細胞内に入ってくる$Na^+$は，細胞膜にあるナトリウムポンプによる能動輸送によって細胞外へと汲み出される。このような細胞膜がもつ性質により，細胞膜の内外で$Na^+$と$K^+$の分布に不均衡が生じる。

　細胞内に多い$K^+$は濃度勾配によって平衡電位（－90mV）に達するまで細胞外へ出て行こうとするが，細胞膜を通って細胞内へ入ってくる$Na^+$のために膜電位は－70mV程度になる。細胞内へ入ってくる$Na^+$はナトリウムポンプで細胞外へと汲み出されるが，そのとき，交換に$K^+$が細胞内に汲み入れられる。こうしたしくみで，細胞の静止膜電位が形成されている。

　神経細胞や筋細胞が刺激を受け取って興奮するときには，静止膜電位が－70mVから急速に＋30mVへと変化する（脱分極）。そしてその後，すみやかに元の静止膜電位のレベルに戻る（再分極）。このように数ミリ秒という短い時間で起こる一連の膜電位の変化を，活動電位という（図2－3）。

　活動電位は，細胞膜の$Na^+$に対する透過性が一過性に高まることによって発生する。活動電位が上昇するときには，$Na^+$の透過性は静止してい

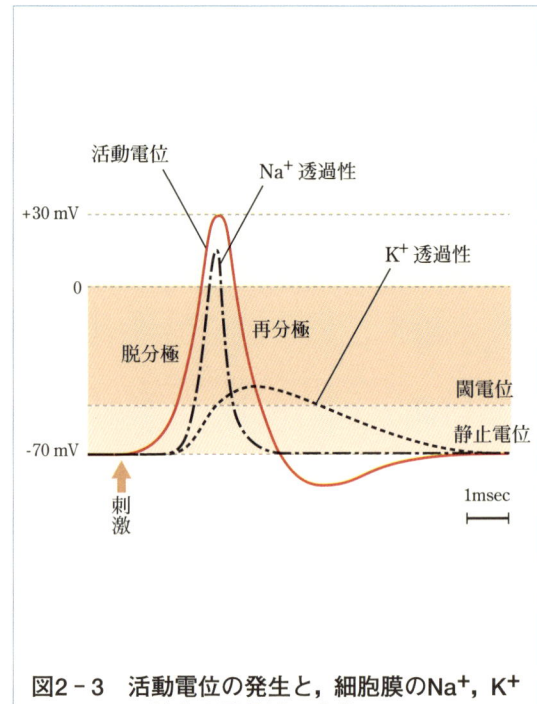

図2－3　活動電位の発生と，細胞膜の$Na^+$，$K^+$に対する透過性の変化

るときの600倍にもなる。$Na^+$が一気に細胞内に入っても$K^+$の透過性はほとんど変化しないため，細胞膜の電位差が急激に減少し，細胞膜の内側がプラスに，細胞膜の外側がマイナスに逆転する。

　$Na^+$透過性の上昇はすみやかに終わり，膜電位は急速に静止時のレベルに戻る。

## 5）軸索，シナプス

　神経細胞のように長い軸索をもった細胞に活動電位が発生するときは，一挙に細胞全体の膜電位が変わるわけではなく，細胞の一部に起きた活動電位が軸索に沿って次々に伝わる。この現象を「興奮の伝導」という。

　神経細胞から神経細胞へと情報を伝える過程は「興奮の伝達」という。神経線維を伝わって神経終末にまで到達した活動電位は，次の神経細胞へと直接に伝えられるのではなく，神経終末から放出される化学伝達物質によって情報が伝えられる。

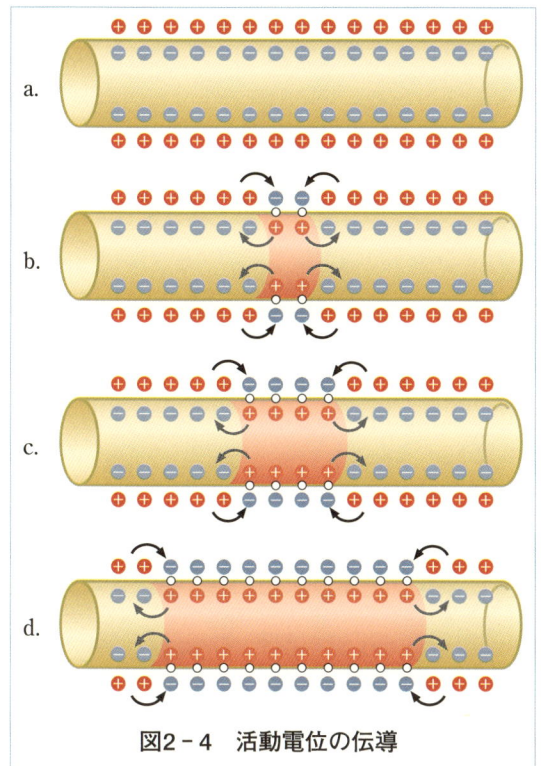

図2-4 活動電位の伝導

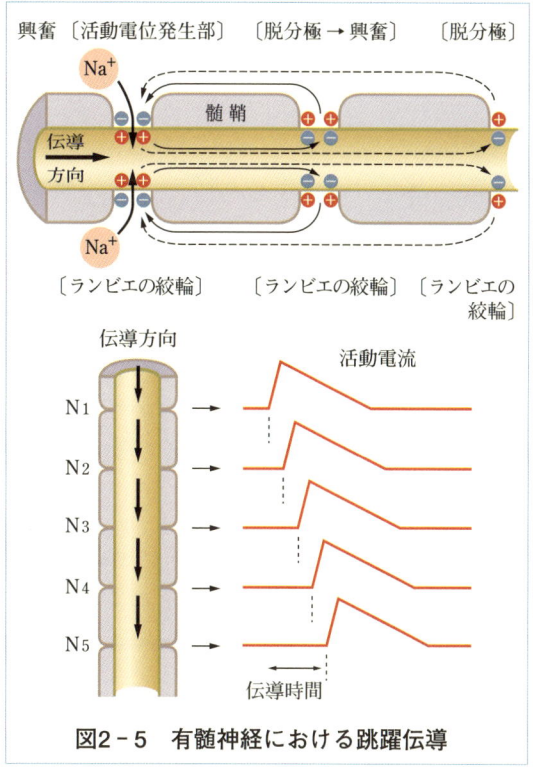

図2-5 有髄神経における跳躍伝導

## (1) 軸 索

　ニューロンは，神経細胞体と，1本の長い軸索（神経突起），および比較的短い数本の樹状突起からできている（図1-7）。神経には，軸索が脂質を主成分とする髄鞘でおおわれている有髄神経と，髄鞘におおわれていない無髄神経とがある[*2]。なお，有髄神経の軸索はすべてが髄鞘でおおわれているわけではなく，一定の間隔をおいてランビエの絞輪と呼ばれる髄鞘のない切れ目がある。

　無髄神経では，軸索の1カ所で活動電位が発生すると，その部分とすぐ隣の部分との間に局所電流が流れる。局所電流は，隣の部分では膜の内から外へと向かう方向に流れるので，そこに新しい活動電位が発生する。このようにして新しい活動電位が軸索上に次々に起こり，興奮が伝導していく（図2-4）。

　一方，有髄神経をおおっている髄鞘は電気抵抗が高く，軸索を周囲から絶縁している。この電気

---

**＊2　有髄神経と無髄神経**
運動神経，自律神経節前線維，感覚神経の一部は有髄神経線維である。無髄神経は，痛覚を中心とする感覚神経や自律神経の節後線維などでみられる。

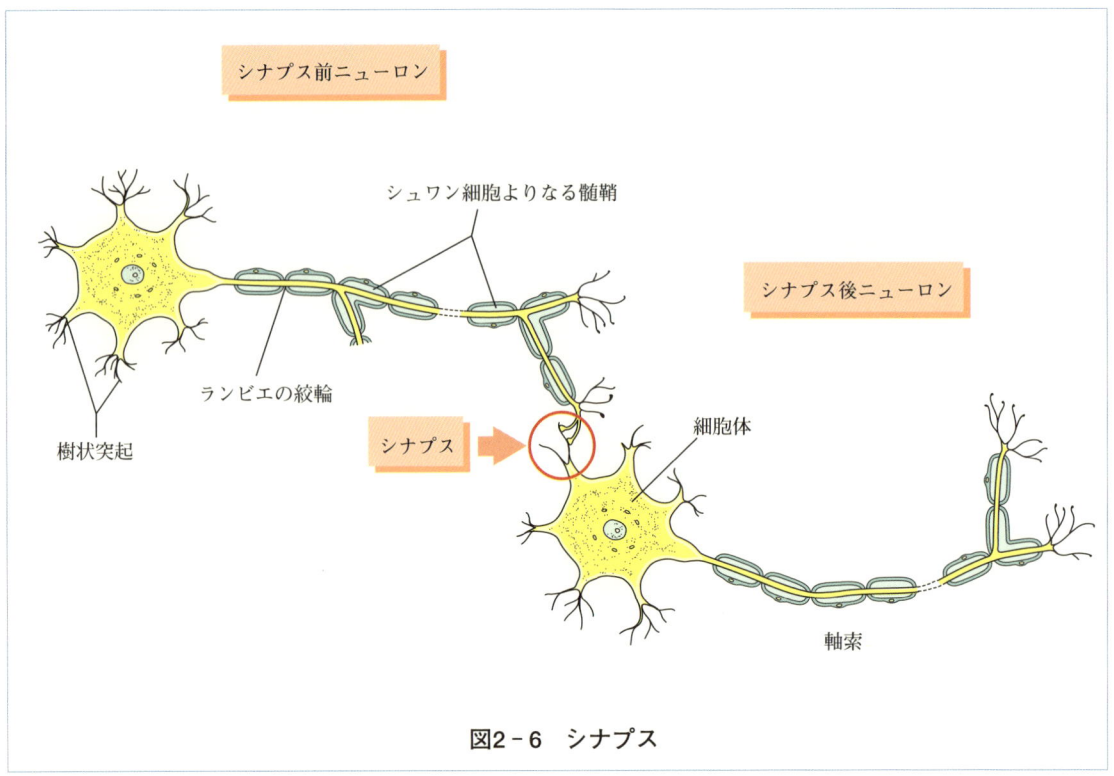

図2-6 シナプス

的絶縁性があるために，髄鞘のある部分では活動電位が発生しない。そして，髄鞘がとぎれているランビエの絞輪の部分だけで活動電位が生じる。この結果，活動電位はランビエの絞輪から隣のランビエの絞輪へと，とびとびに伝播することができる（図2-5）。このような興奮の伝わり方を跳躍伝導といい，同じ太さなら無髄神経よりも有髄神経のほうが興奮を速く伝導できる。

### (2) シナプス

ニューロンの軸索は，終末に近いところで枝分かれをしており，その先端はほかのニューロンの細胞体か樹状突起に接続する。

接合している部分をシナプスと呼ぶ。そして，シナプスに情報を渡す側のニューロンをシナプス前ニューロン，情報を受け取る側のニューロンをシナプス後ニューロンという（図2-6）。

なお，ニューロンが骨格筋と接続して神経から筋肉に信号を送る部分は，本質的にはシナプスと同じしくみであるが，この場合には神経筋接合部と呼ぶ。

神経終末はわずかにふくらんでおり，シナプス小頭という（図2-7）。シナプス小頭にはアセチルコリン，ノルアドレナリン，γアミノ酪酸（GABA），セロトニン，ドパミンなどの化学伝達物質を膜で包みこんだシナプス小胞が多く含まれている。これらは神経伝達物質[*3]として働き，興奮刺激がシナプス前ニューロンに伝わると，シナプス小頭が活動電位によって脱分極して，シナプス小胞中にある神経伝達物質がシナプス小頭とシナプス後ニューロンの膜（シナプス後膜）との間にあるすき間（シナプス間隙）に放出され，シナプス後膜にある受容体と結合する。そして，シナプス後膜のイオン透過性が変わり，その部分の膜電位が変化する。

シナプスには，シナプス後ニューロンを刺激する興奮性シナプスと，逆に抑制する抑制性シナプスとがある。これはそれぞれのシナプス小胞に含まれる神経伝達物質の種類による。1つのシナプ

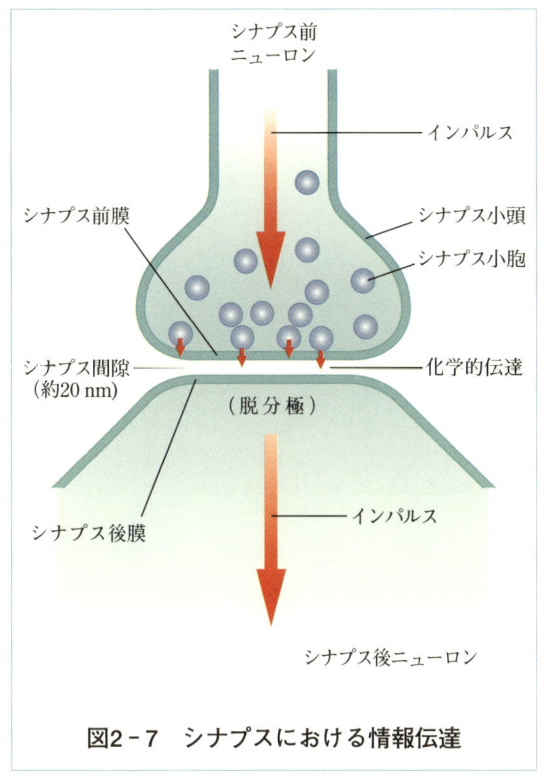

図2-7 シナプスにおける情報伝達

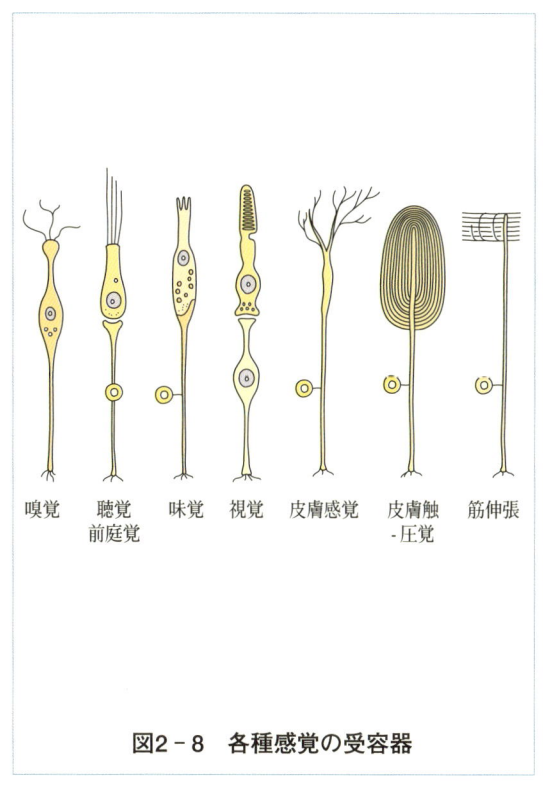

図2-8 各種感覚の受容器

ス後ニューロンには幾千ものシナプスがあり，これらのシナプスで起きる興奮と抑制の総和によってニューロンの興奮性が決定され，情報が伝達されていく。

## 6) 刺激に対する感覚受容

　からだの内外における環境の変化に関する情報は感覚器で受け取られ，受け取った刺激のエネルギーは感覚神経の活動電位に変換される。この過程を受容といい，感覚器の中でこの機能を担うのが受容器である。

　受容器は，機械的エネルギー（触，圧），温度的エネルギー，電磁的エネルギー（光），化学的エネルギー（嗅，味，血中$CO_2$量）など，各種のエネルギーに反応できるように，形態的，生理的に特有に分化している（図2-8）。

　受容器で活動電位に変換された感覚情報は，中枢神経に伝達される。中枢神経では反射弓を形成

> ＊3　神経伝達物質
> 生命活動を行うために細胞間で行うさまざまな情報伝達を仲介する物質を総称して化学伝達物質といい，ホルモン，サイトカイン，神経伝達物質などがある。このうち，神経伝達物質は神経細胞のシナプス伝達において放出される化学伝達物質で，アミン類（アセチルコリン，ノルアドレナリン，ドパミン，セロトニンなど），アミノ酸類（γ-アミノ酪酸，グルタミン酸など）がある。

表2-1 感覚の分類

| | | | 感覚の種類 | 感覚器(受容器) |
|---|---|---|---|---|
| 特殊感覚 | | | 視 | 眼(杆状体と錐状体) |
| | | | 聴 | 耳(有毛細胞) |
| | | | 嗅 | 嗅粘膜(嗅細胞) |
| | | | 味 | 味蕾(味蕾細胞) |
| | | | 平衡感 | 耳(半規管と卵形嚢,球形嚢) |
| 一般感覚 | 体性感覚 | 皮膚感覚 | 触-圧 | パチニ小体,マイスナー小体(神経終末) |
| | | | 温 | (自由神経終末) |
| | | | 冷 | (自由神経終末) |
| | | | 痛 | (自由神経終末) |
| | | 深部感覚 | 関節の位置と運動 | 関節包のルフィニ小体(神経終末) |
| | | | 筋の伸張 | 筋紡錘(神経終末) |
| | | | 筋の張力 | ゴルジ腱受容器(神経終末) |
| | 内臓感覚 | | 血圧 | 頸動脈洞や大動脈弓の圧受容器(神経終末) |
| | | | 肺胞の膨満 | 肺胞壁(神経終末) |
| | | | 血液$CO_2$分圧 | 頸動脈小体,大動脈小体などの化学受容器(神経終末) |
| | | | 血液$O_2$分圧 | 延髄吸息中枢ニューロン |

して反射を起こしたり,大脳皮質に到達する。大脳皮質の一次感覚野に到達した情報は,二次感覚野,連合野を経て知覚され,過去の経験で得た知識に照らし合わせて認知される。そして,必要に応じた行動を起こさせる。

感覚には,特殊感覚(視覚,聴覚,嗅覚,味覚,平衡感覚),体性感覚(皮膚感覚[*4]や深部感覚),内臓感覚がある(表2-1)。感覚器で受け取った情報のうち,特殊感覚は脳神経を,体性感覚は体性神経を,また内臓感覚は自律神経系の求心性神経を通り,それぞれ中枢へと伝達される。

## 7) 反 射

からだの内外の環境で起きた変化は受容器が受容し,その情報に対応して効果器が反応する。

刺激を受容してから反応に至るプロセスは,多くの場合「反射」という形式で行われる。反射とは,受容器から伝わる求心性情報に対し,一定の神経連絡を介して効果器にもっとも効率よく,かつ適切な反応を引き起こすワンパターンをいう。

神経系には,脳および脊髄の中枢神経と,全身に分布して中枢神経と連絡している末梢神経とがある。

末梢神経には,中枢に向かう求心性神経線維と,中枢神経から末梢に向かう遠心性神経線維とがある。求心性神経線維は末端でそれぞれに特殊な受容器と連絡しており,受容した情報を中枢神経系へと伝える。感覚神経(知覚神経)線維もしくは上行性神経線維とも呼ばれる。一方,遠心性神経線維は,中枢神経からの情報を末端に連絡した効果器に伝達して反応を起こさせるもので,運動神経線維または下行性神経線維とも呼ばれる。

受容器から中枢神経系を経由して効果器に連なる神経経路を「反射弓」という。反射弓は,受容器,求心性神経線維,反射中枢,遠心性神経線維,効果器(骨格筋,心筋,平滑筋,分泌腺など)か

ら成り立つ（図2-9）。

　骨格筋を効果器としてもつ遠心性神経と，それを機能的に結合する求心性神経を総称して体性神経系という。体性神経系は，体性感覚や特殊感覚を受容して，眼，耳などを含め，骨格筋に作用して運動機能を調節する。また，大脳皮質の働きにより，意思にもとづいて起こす運動機能にも関与する。

　また，不随意筋である心筋と平滑筋，および分泌腺を効果器としてもつ遠心性神経と，それを機能的に結合している求心性神経とを総称して自律神経系という。自律神経系は内臓感覚や特殊感覚を受容し，平滑筋，心筋，分泌腺などに働いて内臓の機能を調節する。また，視床下部による内臓機能，体温，内分泌機能などの調節にも関与する。

　なお，体性神経系と自律神経系の反射は独立して起こるわけではなく，実際には相互に反射弓の遠心路と求心路を構成しながら，複雑に機能の調節が行われている。

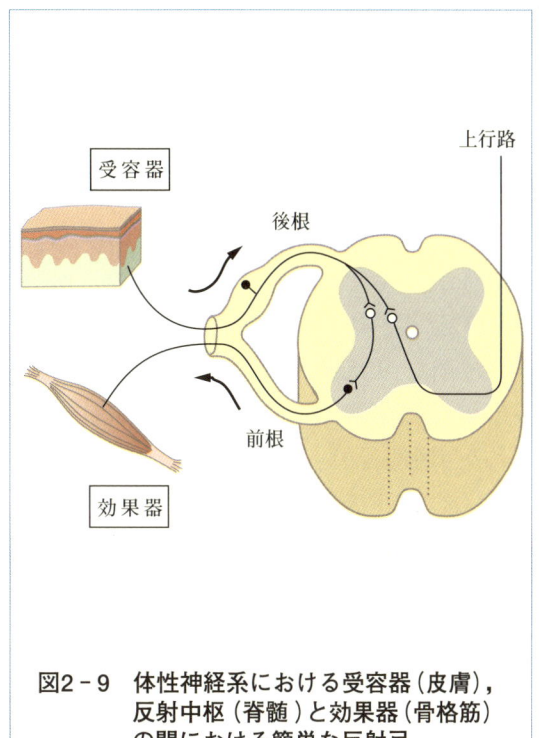

**図2-9　体性神経系における受容器（皮膚），反射中枢（脊髄）と効果器（骨格筋）の間における簡単な反射弓**

## 2. 恒常性（ホメオスタシス）

　からだの内外の環境で起きる変化に対して，からだはすばやく反応し，できるだけ一定の状態に保とうとする。この現象をからだの恒常性（ホメオスタシス）という。ホメオ（homeo）とはもともと「似ている」状態を，スタシス（stasis）とは「とどまっている」状態をさすことばである。

　「ホメオスタシス」とは，変動してもさしさわりはないが，ある一定不変の状態にとどまっていることを意味する。つまり，私たちのからだは，内外の環境からの刺激を常に受け，動的で，変動しつつも一定の恒常状態が保たれているのである。

### 1）恒常性とフィードバック機構

　フィードバック機構とは，結果として出力され

＊4　皮膚感覚
体表面に加えられた刺激に反応して起きる感覚の総称で，触覚（圧覚），温覚，冷覚，痛覚が代表である。くすぐったい感覚はゆっくりと動く触刺激により引き起こされ，振動の感覚は触覚受容器がくり返して興奮することによって生じるとされる。痒みは痛みに近いが，独立した受容機構によるものと考えられる。

た情報にもとづいて出力量を増やしたり（正のフィードバック，ポジティブフィードバック），減少させたりして（負のフィードバック，ネガティブフィードバック）コントロールする制御システムをいう。

このフィードバック機構は，からだの中で起こる変動に対応して恒常性を保つのに重要で，とくに内分泌系や自律神経系でみられる。

たとえば，甲状腺ホルモンの分泌は，下垂体から出る甲状腺刺激ホルモン（TSH）によって促進される（図2-10）。もしも甲状腺ホルモンが過剰に分泌されて代謝活動が亢進した場合には，負のフィードバックによってTSHの分泌が抑制され，甲状腺ホルモンの分泌にブレーキがかかる。逆に，甲状腺ホルモンが少なすぎて代謝活動が低下すれば，ストレスや寒冷などの刺激によって視床下部から甲状腺刺激ホルモン放出ホルモン（TRH）の分泌が高められ，TSHの分泌も高めら

れ，甲状腺ホルモンが多く分泌されるようになる。

## 2）体液・電解質バランス，酸塩基平衡

細胞は，細胞外液のイオン組成，浸透圧，pH，温度など，内部環境としての物理化学的組成が一定の状態に保たれていてこそ，正常に機能することができる。それゆえ，体液は常にホメオスタシスによって適正な状態に保たれていることが重要である。

### （1）体液の組成

体液とは，からだを構成している水分をいい，体重のおよそ60％に当たる。体液のうち，約2/3は細胞の中にある細胞内液で，残り1/3は細胞の外にある細胞外液である。さらに細胞外液は，細胞のまわりにある組織間液と，血液中の血漿とに分けることができる。

体液には，酸素や栄養素など，さまざまな物質が溶けた状態にある。血漿に溶解している酸素や栄養素は循環血液中を運ばれ，末梢の毛細血管において血漿から組織間液中へと移動し，さらに細胞内へと取り込まれる。一方，細胞の代謝活動で不用となった物質は組織間液中に排出され，毛細血管から血漿中に入る。こうして種々の物質は体液を介して運ばれ，利用されたり，排出されたりする。

また，体液には種々の電解質も溶けている。電解質イオンの組成は細胞内液と細胞外液とで大きく異なる。細胞内液にはカリウムイオン（$K^+$），リン酸水素イオン（$HPO_4^{2-}$），タンパク質イオンなどが多く，細胞外液にはナトリウムイオン（$Na^+$）や塩素イオン（$Cl^-$）などが多く含まれ，それぞれ細胞の活動に重要な働きをしている（図2-11）。

からだには，酸性の物質やアルカリ性の物質が食物として入ってきたり，体内で代謝活動の結果としてつくり出されたりする。酸性やアルカリ性の物質が入ってくるにもかかわらず，体液のpH

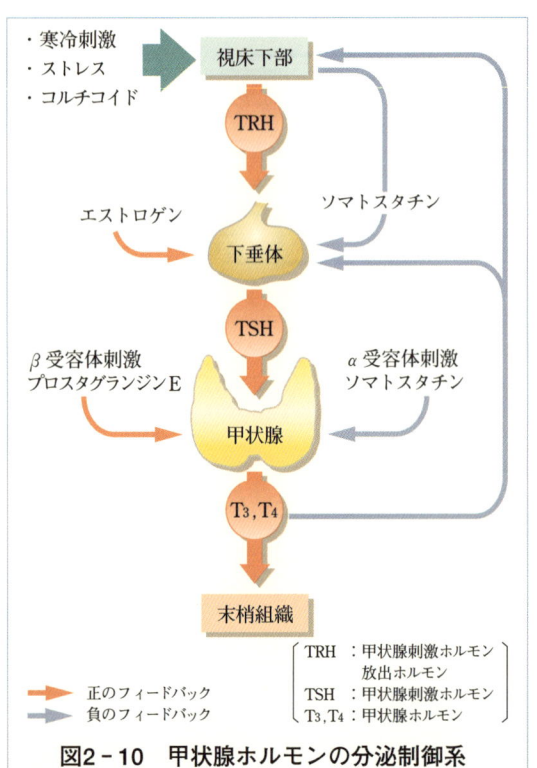

図2-10　甲状腺ホルモンの分泌制御系

は常に7.35〜7.45という細胞が代謝活動を行うのに適した範囲に保たれている。

このように体液のpHが維持されるために体液中の緩衝系*5が働いている。体液のpHを保つしくみを酸塩基平衡といい，ホメオスタシスの維持に重要である。

### (2) 体液浸透圧の調節

細胞外液にはNa⁺やCl⁻など多くのイオンが溶けており，これらは血漿中に含まれるブドウ糖や尿素窒素などとともに，浸透圧を生じている。体液の浸透圧も，細胞が正常な機能を営むのにとって重要である。このため，体液の浸透圧は水分量を調節することによってホメオスタシスが保たれている。

たとえば，体内の水分量が不足すれば脱水の状態になり，血漿の浸透圧が上昇する。血漿浸透圧の上昇は視床下部にある受容器で感知され，下垂体後葉からバソプレシン（抗利尿ホルモン）の分泌を促進する。バソプレシンは腎臓に働きかけて水の再吸収を促し，尿量を減らして体液の水分量を多くする。同時に血漿浸透圧の上昇は脳にある口渇中枢を刺激し，のどが渇いたという感覚を起こして水を飲むように行動する。この結果，細胞外液量が増え，上昇していた血漿浸透圧は調節されることになる。

### (3) 循環血漿量の調節

からだの臓器の代謝活動は，循環してくる血液に依存する。このため，循環血漿量（循環血液量）が適切な状態に保たれていることも，生命の維持にきわめて重要である。循環血漿量は，血漿浸透圧と同じく，細胞外に多く分布するNa⁺によって大きく左右される。

体液中にあるNa⁺が少なくなると体液量や循環血漿量は減少し，頸動脈と大動脈弓にある圧受容器や，心房や腎臓輸入細動脈にある伸展受容器（容量受容器）によって感知される（図2-12）。すると，次のようなメカニズムによって体液量が

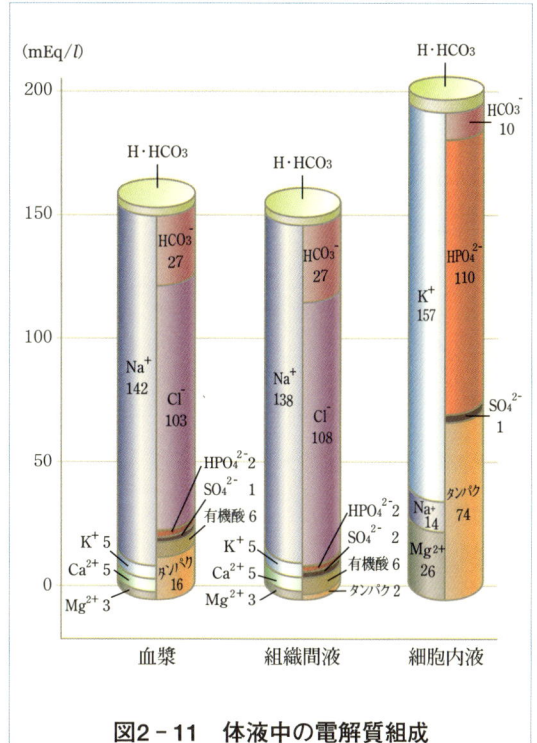

図2-11 体液中の電解質組成

**＊5　緩衝系**
体液のpHのホメオスタシスを保つことは，酵素反応が適切に行われるなど，生命の機能に重要である。体内で発生した酸や塩基を中和してpHを一定にするように働くのが緩衝系で，炭酸・重炭酸塩緩衝系，リン酸塩緩衝系，タンパク質緩衝系がとくに重要な役割を果たしている。

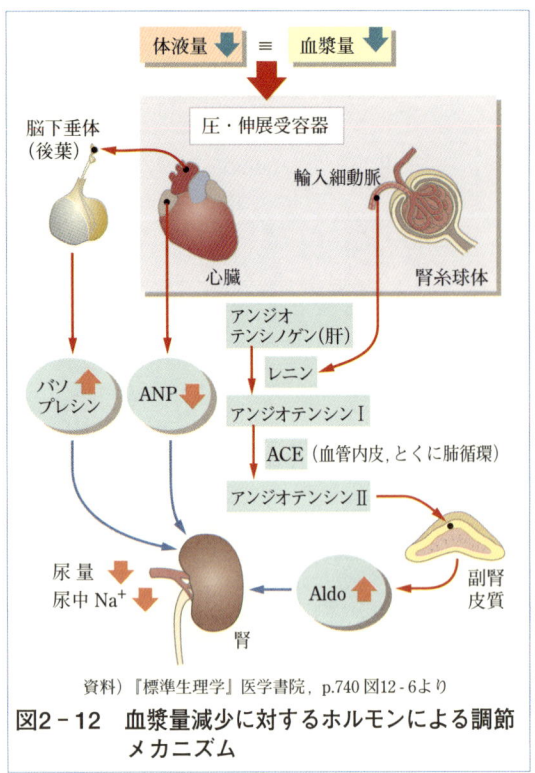

図2-12 血漿量減少に対するホルモンによる調節メカニズム
資料)『標準生理学』医学書院, p.740 図12-6より

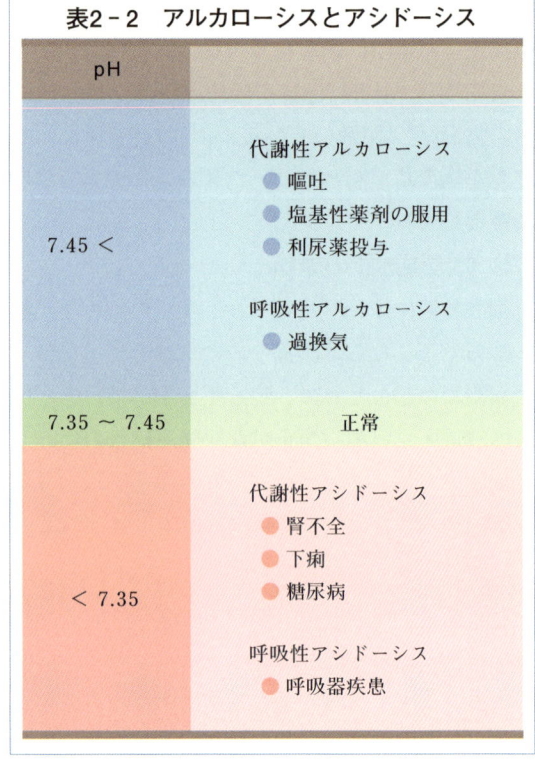

表2-2 アルカローシスとアシドーシス

増やされる。

　第一に，腎臓における血流量の低下が，腎臓の輸入細動脈にある伸展受容器によって感知される。その結果，傍糸球体細胞からレニンが分泌される。レニンは肝細胞でつくられるアンジオテンシノゲンをアンジオテンシンⅠに変換させ，生じたアンジオテンシンⅠはアンジオテンシン変換酵素（ACE）[*6]の作用によってアンジオテンシンⅡになる。アンジオテンシンⅡは副腎皮質に作用してアルドステロンを放出させ，これが腎臓の遠位尿細管，集合管からの$Na^+$再吸収を促進し，結果として体液量を増やす。

　第二に，循環血漿量の低下は頸動脈や大動脈弓の圧受容器でも感知される。そして，下垂体からのバソプレシン（抗利尿ホルモン）分泌を促し，腎集合管での水再吸収を促して体液量が増える。

　逆に，循環血漿量が増加した場合，心房にある伸展受容器によって感知される。心房からは心房性ナトリウム利尿ペプチド（ANP）が分泌され，腎臓の遠位尿細管に働いて$Na^+$の再吸収を抑え，尿量を増加させる。こうして，体液量が減少する。

### (4) 酸塩基平衡

　酵素やホルモンはpHが7.4前後の条件でもっとも効率よく作用することができる。このため，細胞が最適な代謝活動を行えるように，体液のpHは7.35～7.45の範囲に保たれている。

　pHが7.35未満になった状態をアシドーシス，7.45を超えた状態をアルカローシスといい，これらの状態は生体にとって好ましくない（表2-2）。そこで，体液のpHを補正し，酸塩基平衡を保つように働くメカニズムが備わっている。酸塩基平衡を維持するのに重要なのは，体液の緩衝系，呼吸，腎臓である。

#### ① 体液による緩衝作用

　水素イオン（$H^+$）のような酸性イオンや，水酸化物イオン（$OH^-$）のようなアルカリ性イオ

ンを中和する作用を緩衝作用という。

酸を中和するものには血液中の重炭酸イオン（$HCO_3^-$），リン酸イオン（$PO_4^{3-}$）などがある。これらは$H^+$と結合し，酸を中和してアシドーシスを改善する。

### ② 呼吸による調節

細胞では酸素を使って代謝活動を行い，二酸化炭素（$CO_2$）を排出する。細胞から放出された$CO_2$は血漿中に溶け，血漿中の水と反応して$H^+$を遊離する。遊離した$H^+$は，体液を酸性側へと傾ける。

$$CO_2 + H_2O \leftrightarrow \underset{(炭酸)}{H_2CO_3} \leftrightarrow H^+ + \underset{(重炭酸イオン)}{HCO_3^-}$$

$CO_2$が過剰にあれば，pHは低下する。これを防ぐために，呼吸を十分に行って$CO_2$を肺から大気中に排出する。この結果，血中の$CO_2$は減少し，血漿中の$H^+$が減って，体液のpHが元に戻る。もしも肺炎，慢性気管支炎，肺気腫などの呼吸器疾患で換気が十分に行えないと，体内に$CO_2$がたまってしまい，血液pHが低下してアシドーシスの状態になる（呼吸性アシドーシス）。

逆に，過換気症候群などでは過換気によって$CO_2$が過剰に排出され，かえって$CO_2$が少なくなりすぎてpHが高くなる（呼吸性アルカローシス）。

### ③ 腎臓による調節

腎臓には，余分になった$H^+$を尿中に排出し，$HCO_3^-$を再吸収して体液のpHを調節する働きがある。

慢性腎不全などでは腎機能が低下し，体液中の$H^+$を十分に排泄できなくなる。この結果，体液のpHが低下する（代謝性アシドーシス）。この際，$HCO_3^-$は酸性物質を緩衝するために減少する。このほか，糖尿病や飢餓でケトン体などの酸性物質が大量に産生されたり，下痢でアルカリ性の腸液が大量に失われたりしても，代謝性アシドーシスが起こる。

---

**＊6　アンジオテンシン変換酵素**

アンジオテンシン変換酵素は，レニンによって変換されたアンジオテンシンIを変換して，血圧を上昇させる作用の強いアンジオテンシンIIとする。このアンジオテンシン変換酵素の作用を阻害する降圧薬が高血圧症の治療としてよく使用される。

一方，大量に嘔吐すると胃液中の塩酸（HCl）が失われ，体液のpHが高くなる（代謝性アルカローシス）。

### 3）体温の恒常性と調節

生体内で化学反応が効率よく行われて生命現象がスムーズに営まれるためには，体温が36.0～37.0℃に保たれることも重要である。摂取した栄養素を代謝する際に放出されるエネルギーの約1/4～1/3はATPに蓄えられて利用されるが，残りのエネルギーはすべて熱に変換され，これによって体温が維持される。

恒温動物である人間は，環境温度が変化しても，体温調節機構によって体温の恒常性が保たれる。すなわち，環境温度の変化を皮膚や脳内にある温度受容器が感知して脳へ伝達し，視床下部にある体温調節中枢が体熱の産生もしくは放散を指示することによって，体温が一定に保たれる。

外気温が低下した場合，体温調節中枢が自律神経系，体性神経系，内分泌系に指示し，体温の低下を防ぐようにする。すなわち，交感神経の活動によって皮膚の血管が収縮し，からだの表面を流れる血流を少なくして，体表からの体熱の放散を少なくする。また，体性運動神経の作用によって骨格筋がふるえ，筋収縮によって生じるエネルギーが熱になる。さらに内分泌系も刺激され，甲状腺ホルモンや副腎髄質ホルモン（カテコールアミン）の分泌が亢進し，内臓の代謝が亢進して熱の産生が高まる。こうして外気温の低下に対応して体温が保たれる。

一方，外気温が上昇すれば，皮膚血管が拡張し，発汗することによって体表からの放熱が高まる。さらに呼吸を増し，呼気による体外への放熱も増える。こうして体温の上昇が防がれる。

### 4）生体機能や体内環境のリズム性変化

生体の機能には，さまざまな変動がみられる。変動には，神経の活動電位のようにミリ秒単位でくり返されるものから，心拍数や呼吸運動のように秒単位のもの，血中ホルモンの拍動性分泌のように分単位のもの，睡眠覚醒のように1日単位のもの，季節変動のような年単位，さらにはヒトの一生のように百年を単位とするものまで，さまざまな周期の変動がある。

生体の変動のうち，ほぼ一定の周期でくり返されるものを生体リズムという[*7]。とくに概周期リズムは，環境の変化に対応して個体の生存をはかるために生物が獲得した適応能力といえる。

## 3. ホルモンの作用機序と分泌調節

ホルモンは，内分泌腺と呼ばれる特定の細胞組織で産生され，分泌される生理活性物質である。ホルモンは血液によって作用の標的となる組織や臓器に運ばれ，種々の代謝を調節し，生体の恒常性を維持している。

たとえば，細胞と組織の発育や成長，血圧や心拍数など自律神経機能，消化管運動や消化酵素分泌など消化機能，乳汁分泌，体液成分の制御など，重要な機能を制御している。

内分泌腺には，視床下部，下垂体，松果体，甲状腺，副甲状腺，胸腺，副腎，膵臓，卵巣，精巣などがあり，それぞれの内分泌腺から特有のホルモンが分泌される（図2-13）。

### 1）ホルモン分泌と制御

ホルモンの作用は，視床下部→下垂体→内分泌腺→標的組織・臓器というネットワークを介して発現される。視床下部は内外の環境の変化を感知した中枢神経系の指令を受け取って，内分泌系を調整している。

すなわち，視床下部から分泌されるホルモンは

図2-13　内分泌腺

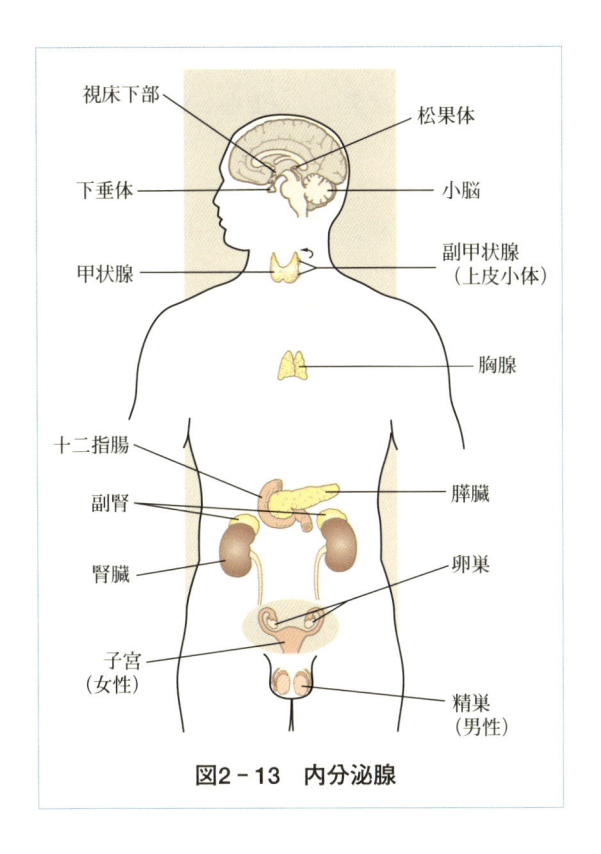

**＊7　生体リズム**
ほぼ1日の周期でくり返す生理的または行動機能のリズムを概日リズム（サーカディアンリズム）という。成人では1日1回ほぼ8時間持続して眠って覚醒し、一定の時刻で繰り返す。このようなリズムは、体内に備わった体内時計と、光や社会的環境などの因子によって制御されている。この制御が乱れると、睡眠障害やうつ病などの原因になることがある。

**＊8　免疫**
液性免疫は抗原の刺激を受けてB細胞（Bリンパ球）がつくる抗体によって抗原を排除して行われる免疫である。一方、とくにT細胞（Tリンパ球）が主役となって、抗体を介さずに直接に異物を排除する免疫を細胞性免疫という。

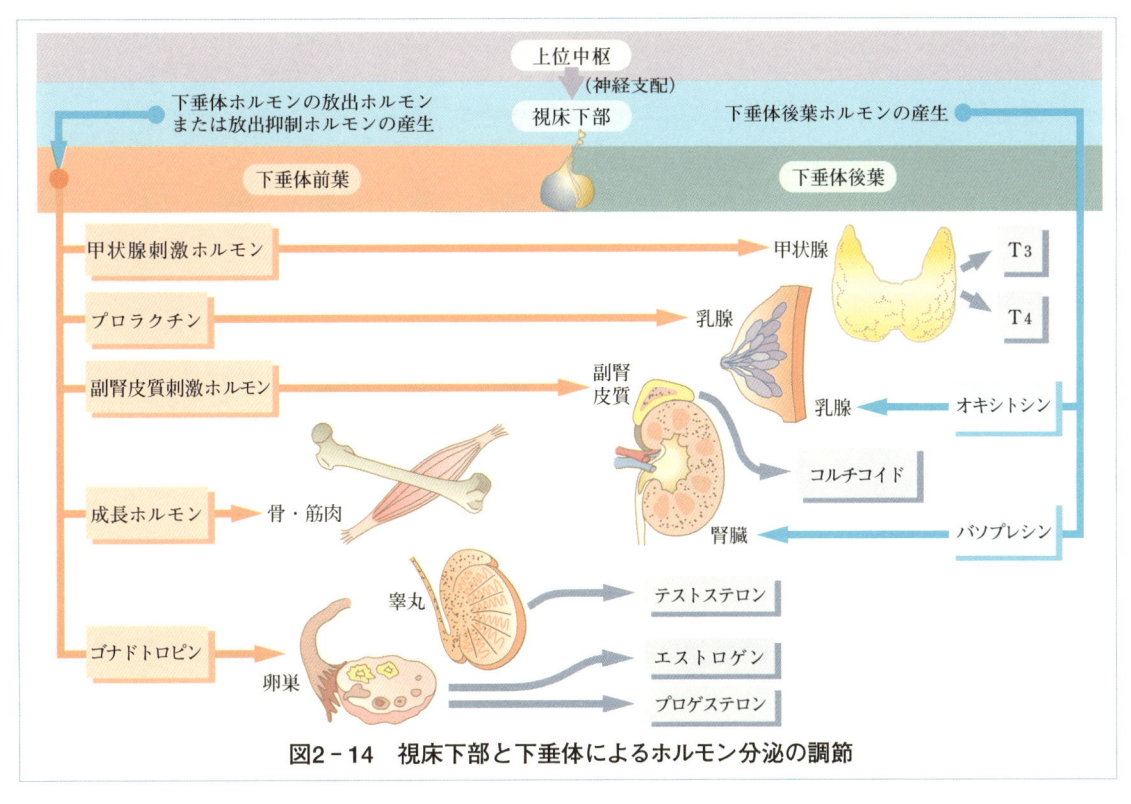

図2-14　視床下部と下垂体によるホルモン分泌の調節

下垂体を刺激したり抑制したりして下垂体ホルモンの分泌を調整する。分泌される下垂体ホルモンは,甲状腺や副腎など下位の内分泌腺に働きかけ,各内分泌腺からのホルモン分泌が調整される（図2-14）。内分泌腺から分泌されたホルモンは血流を介して作用の標的となる組織・臓器に達し,標的細胞の表面や内部に存在する受容体と結合して細胞内に変化を起こし,その結果,固有のホルモン作用が発揮される。

なお,下垂体後葉からはこのネットワークとは異なり,視床下部で産生されたオキシトシン,バソプレシンが神経線維を通して下垂体後葉に貯留され,刺激によって血流に放出されるしくみになっている。これを神経分泌という。

ホルモンは微量で作用するだけに,その産生と分泌は巧妙に調節されている。すなわち,内分泌系の中心になっている視床下部は,内外環境の変化だけでなく,標的臓器に作用するホルモンの血中濃度の変化によっても調節を受ける（図2-10）。

標的臓器に作用するホルモンの血中濃度が減少すると,視床下部は正のフィードバック調節を受け,下垂体前葉を刺激するホルモンを分泌する。そして,下垂体前葉ホルモンの産生と分泌を促し,これが下位の内分泌腺を刺激してホルモン分泌を高める。

逆に,血中のホルモン濃度が高くなると,負のフィードバック調節により,視床下部あるいは下垂体前葉でのホルモン合成と作用が低下し,下位の内分泌腺からのホルモン分泌量が抑えられる。負のフィードバック調節は,ホルモン作用の結果として増加する代謝物質によっても起きる。

### 2）ホルモンの作用機構

ホルモンは標的となる細胞の細胞膜や細胞質内にある受容体と結合し,作用を発揮する。ホルモンは受容体と結合すると複合体を形成し,この複合体はセカンドメッセンジャーと呼ばれる作用因子を生産したり,遊離する。遊離したメッセンジャーは,特定の酵素反応を促進したり抑制する。また,不活性遺伝子を活性化したり,機能タンパク質の合成を進めたりする（図2-1, 2）。

こうしてホルモンは,細胞内の代謝を制御したり（アミノ酸誘導体ホルモン,ペプチドホルモン）,遺伝情報の発現を制御したり（ステロイドホルモン,甲状腺ホルモン）,あるいは細胞の構造を調整したりするなどの作用を発揮する。

## 4．免疫と生体防御

病原微生物や異種タンパク質などが生体に侵入した場合,生体はそれらを異物として認識し,破壊して排除する。このように,自己以外の異物（抗原）が侵入したときに,"自己"と"非自己"を区別し,"非自己"を排除する機構を免疫という[8]。

免疫には,抗原に反応してつくられた抗体が抗原と結合して排除する体液性免疫（液性免疫）と,リンパ球などの細胞が異物を排除する細胞性免疫とがある。体液性免疫と細胞性免疫は互いに協調しあって,病原微生物による感染から生体を防御するなど,生体を異物の侵入から守っている（chapter 13参照）。

## ◆ 演習問題

**問題1．** 細胞内シグナル伝達系の構成因子でないのはどれか。
(a) スフィンゴリン脂質
(b) プロテインキナーゼ
(c) プロテインホスファターゼ
(d) GTP結合タンパク質（Gタンパク質）
(e) サイクリックアデノシン1リン酸（cAMP）

**問題2．** 誤った記述はどれか。
(a) カリウムイオン濃度は細胞内の方が細胞外よりも高い。
(b) ナトリウムイオン濃度は細胞内の方が細胞外よりも低い。
(c) 細胞膜の内側は外側に対してプラスの電位になっている。
(d) 神経組織が刺激によって興奮するときには活動電位が起こる。
(e) 細胞膜にあるナトリウムポンプによってナトリウムイオンは能動輸送される。

**問題3．** 誤った記述はどれか。
(a) 無髄神経にはランビエの絞輪がある。
(b) 神経筋接合部とはニューロンと筋肉との接合部をいう。
(c) ニューロンとニューロンの接合部をシナプスと呼ぶ。
(d) 有髄神経の伝導速度は同じ太さの無髄神経よりも速い。
(e) シナプスからは化学伝達物質によって情報が伝えられる。

**問題4．** 特殊感覚はどれか。
(a) 温覚　　(b) 触覚　　(c) 痛覚
(d) 味覚　　(e) 冷覚

◎解　答
問題1．(a) ▶ p.14参照
問題2．(c) ▶ p.16参照
問題3．(a) ▶ p.17〜18参照
問題4．(d) ▶ p.20参照

**問題 5．** 細胞内液でもっとも濃度が高いのはどれか。
   (a) $Ca^{2+}$        (b) $Cl^-$        (c) $HCO_3^-$
   (d) $K^+$           (e) $Mg^{2+}$     (f) $Na^+$

**問題 6．** アルカローシスになるのはどれか。
   (a) 過換気        (b) 飢餓        (c) 下痢
   (d) 腎不全        (e) 肺気腫

**問題 7．** 外気温が低下した場合に，体温を維持するために起こる反応はどれか。
   (a) 発汗          (b) 頻尿        (c) 筋収縮
   (d) 呼吸促進       (e) 皮膚血管の拡張

**問題 8．** 下垂体後葉から分泌されるホルモンはどれか。
   (a) 甲状腺刺激ホルモン    (b) ゴナドトロピン       (c) 成長ホルモン
   (d) バソプレシン         (e) 副腎皮質刺激ホルモン   (f) プロラクチン

◎解　答
問題 5．(d) ▶ p.23 参照
問題 6．(a) ▶ p.25 参照
問題 7．(c) ▶ p.26 参照
問題 8．(d) ▶ p.28 参照

# chapter 3 生殖，発生，成長，発達

〈学習のポイント〉
①卵に精子が受精してできる受精卵は分裂と増殖を繰り返して胞胚をつくる。
②胞胚は内胚葉，外胚葉，中胚葉へと分かれ，それぞれから組織がつくられる。
③約10カ月の妊娠期間を経て児が出生する。
④成長のスピードは各器官によって異なる。
⑤成長とともに，運動機能，言語機能，高次脳機能，生殖機能などが発達する。
⑥更年期には性腺機能が低下し，性ホルモンの分泌が減る。

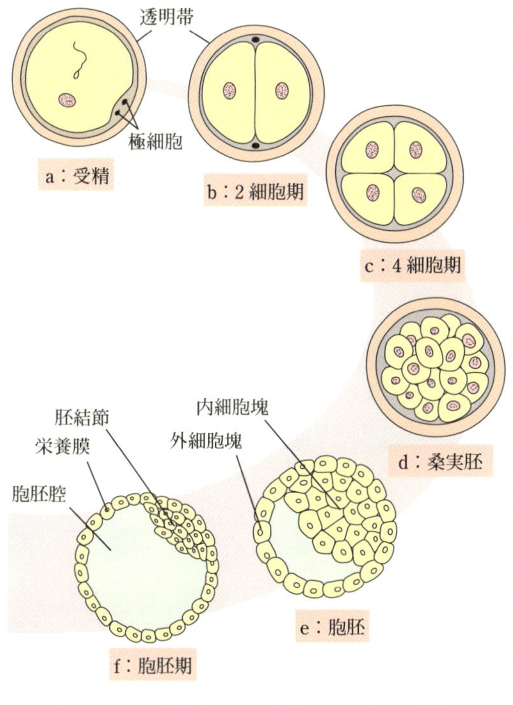

生殖は，子孫を残し，人類が存続するのにきわめて重要な機能である（chapter 12参照）。受精によって精子は卵子と合体し，生じた接合体の細胞が分裂と増殖をくり返し，個体として発生する。

## 1．受精，着床

卵巣の中で成熟した卵は，排卵という現象によって卵巣から放出され，卵管に入る。一方，腟から入ってきた精子は，卵管膨大部において，卵に受精する。受精してできた受精卵は，分割をくり返しながら卵管内を移動し，この間に多数の細胞集団からなる桑実胚，さらに分割して胞胚となる（図3-1）。胞胚は子宮内腔に達して，子宮内膜に進入する。

この現象を着床といい，妊娠がはじまる。

## 2．組織・器官発生

着床した後，胞胚は増殖しながら形や細胞の配列を変化させていき，外胚葉と内胚葉に分かれる。さらに受精3週後頃には，外胚葉と内胚葉の間に中胚葉ができてくる。

内・中・外の3胚葉はそれぞれ分化し，組織や器官が形成される。内胚葉からは主として消化管系や呼吸器系の上皮が，中胚葉からは支持組織，脈管系，泌尿生殖器系が，外胚葉からは皮膚の表皮や神経系などがつくられる（表3-1）。

これらの分化，形成の過程は，胎生2カ月で急

**図3-1 受精卵から胞胚ができる過程**

表3-1 胚葉と発生器官の関係

| 胚葉 | 発生器官 |
|---|---|
| 外胚葉 | 表皮やその付属器<br>神経系<br>下垂体<br>副腎髄質<br>感覚上皮 |
| 中胚葉 | 骨格<br>筋<br>軟骨<br>結合組織<br>循環器系(心筋細胞,血管)<br>血液細胞<br>泌尿器系(腎臓,腎盂,尿管)<br>生殖器系(卵管,子宮,腟)<br>副腎皮質<br>漿膜(腹膜,心膜,胸膜) |
| 内胚葉 | 消化器系上皮(食道,胃,腸,肝臓,膵臓)<br>呼吸器系上皮(肺,気管支)<br>甲状腺<br>膀胱粘膜 |

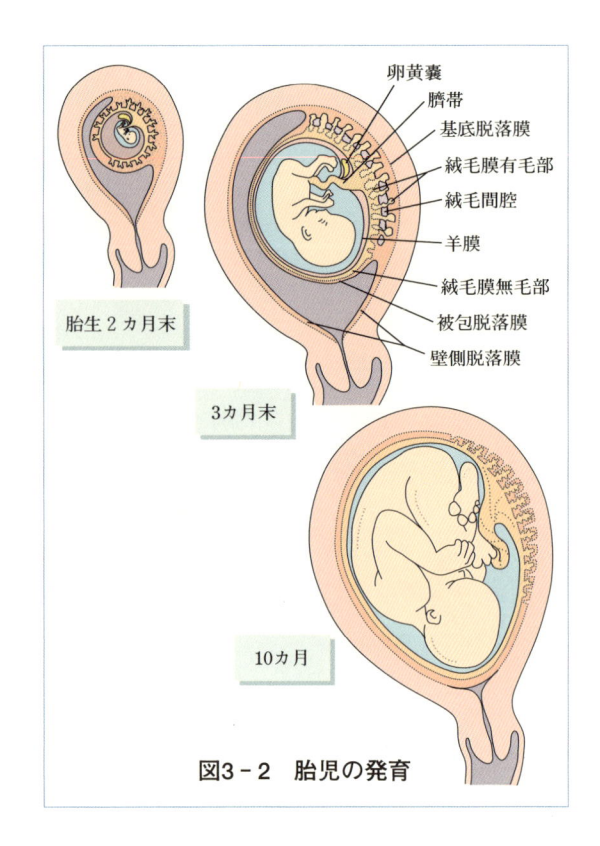

図3-2 胎児の発育

速に進行し,一応の形と構造を備えるようになる。胎生8週以後の胚は胎児と呼び,それより前の胚を胎芽として区別する(図3-2)。

## 3. 胎児の発育

胎生2カ月までに顔と頸ができ,目,鼻,口が形づくられる。頭は大きくて胸にかぶさるようになっている。心臓の拍動が超音波検査で明瞭に聴取できるようになる。上・下肢,手の指が分離し,筋肉が出現しはじめる。精巣と卵巣が区別される。このように,各器官の基本構造と位置関係は胎生2カ月末に完成するため,主な奇形は胎生2カ月の間に起こる。

胎生3カ月には頭が直立する。からだの表面にはうぶ毛が生えはじめ,性差が区別できる。

胎生4カ月頃には骨格が全身にみられるようになり,神経が発達するとともに機能が出現し,胎動がはじまる。眼,耳,鼻が外形を整えて,顔がヒトらしくなる。

胎生5カ月には汗腺,皮脂腺があらわれ,胎脂[*1]が出現する。全身がうぶ毛でおおわれる。

胎生6カ月にはからだのつり合いがとれ,まゆ毛やまつ毛が見られるようになる。

胎生7カ月から8カ月にかけて皮下脂肪が発達し,からだが丸みをおびてくる。

胎生9～10カ月には成熟胎児としての完成期に入る。

## 4. 成　長

10カ月の妊娠期間を経て,児が出生する。

出生後は成長時期から,新生児期(出生～28日頃まで)[*2],乳児期(～1歳頃),幼児期(～6

図3-3　発育年齢と体型

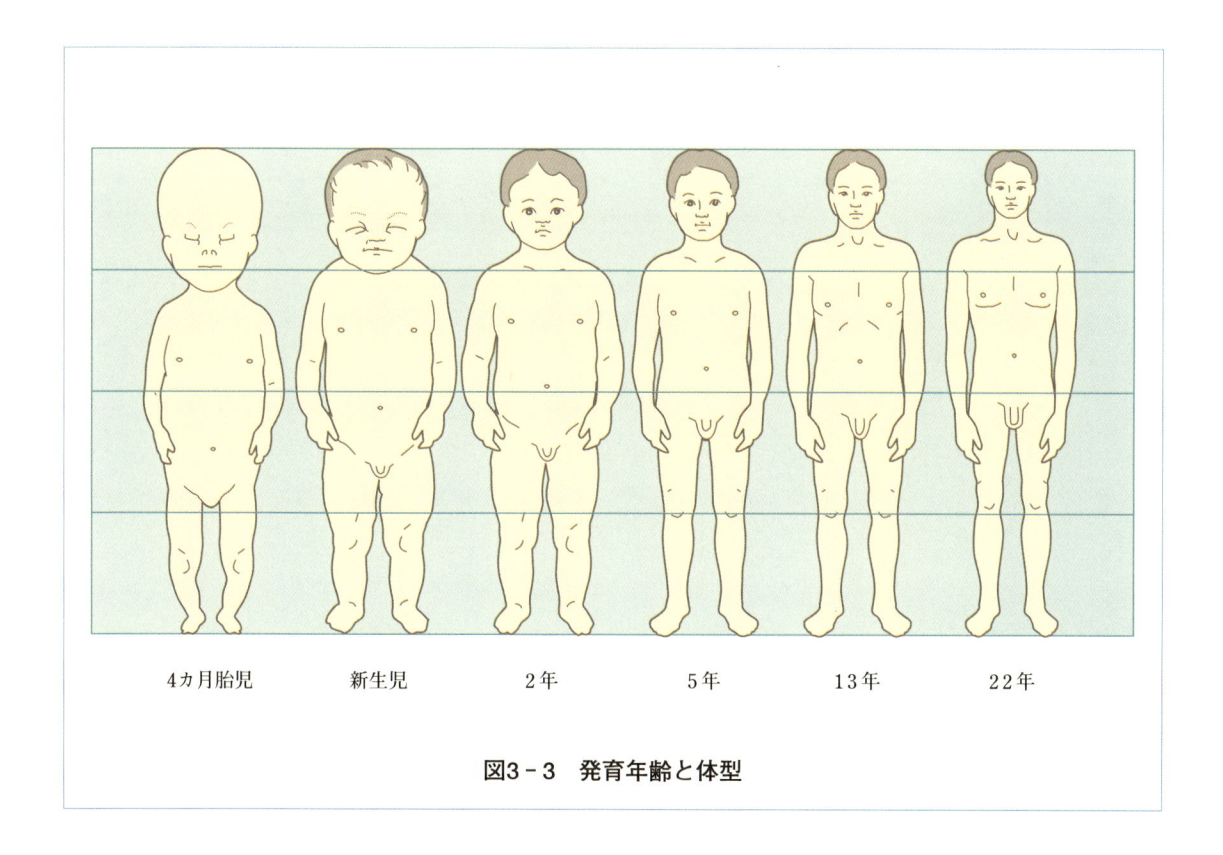

4カ月胎児　　新生児　　2年　　5年　　13年　　22年

歳頃), 児童期 (〜13歳頃), 青年期 (〜24歳頃), 思春期 (10〜18歳), 成人期 (〜65歳頃), 老年期 (65歳以降) に分けられる。

　出生時の体重は男女平均して3kg程度で, 生後3カ月には出生時体重の約2倍, 1歳で約3倍になる。出生時の身長は約50cmで, 1歳で約1.5倍, 5歳で約2倍になる。からだの成長率は部位によって異なり, 頭部に比べてほかの部位, とくに下肢の成長率が大きいため, からだ全体に占める頭部の割合は成長とともに減少する (図3-3)。

　成長時期は, 身長と体重は新生児期に比較的大きく成長し, 児童期にはやや緩徐となる。思春期になって再び大きく成長して成人のレベルに到達し, 以降は安定する。

　成長のスピードは各器官によって異なる (図3-4)。中枢神経系はもっとも速く成長し, 脳の重さは生後8カ月で出生時の約2倍, 3歳で約3倍になる。そして, 5歳でほぼ成人の脳の重さの

＊1　胎脂
胎児の皮脂腺分泌物や皮膚落屑上皮細胞からできている物質で, 白色グリース状で胎児の皮膚を覆う。出生で胎児が産道を通過するときに潤滑油のように働き, 生後2〜3日で自然に消える。

＊2　新生児
子宮内から子宮外生活へ移行するために必要な生理的適応が行われる時期にある乳児を新生児といい, 国際衛生統計では, 出生後28日未満の乳児と定義されている。

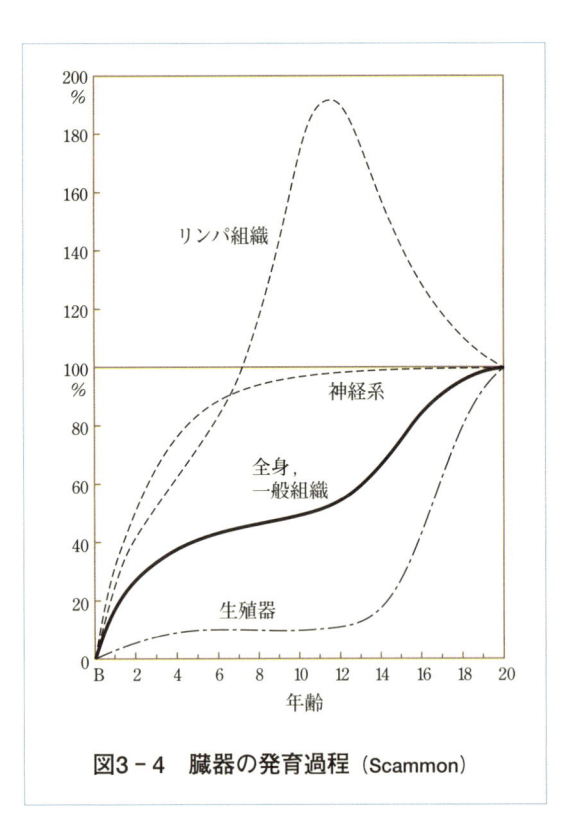

図3-4 臓器の発育過程（Scammon）

90％に達する。骨格，筋肉，心臓，肝臓，腎臓，膵臓などは，身長，体重と同じ成長曲線を示す。生殖器官は，幼児期には遅いが思春期に急激に成長率が高まり，1～2年間のうちに成人のレベルに達する。胸腺，リンパ節は思春期までに急速に発達して最大となり，その後はかえって退縮する。

## 5. 身体機能の発達

### 1) 運動機能

乳幼児の運動機能は次のように発達する。

【3～4カ月】
・首がすわる

【5～6カ月】
・寝返りをうつ

【9～10カ月】
・つかまり立ちができる

【12～15カ月】
・歩く

【3　歳】
・3輪車をこぐ

### 2) 言語機能

言語機能も経験を積みながら発達する。

【16～18カ月】
・有意な言葉を6語以上話す

【2　歳】
・200～300語の語彙を話す

【3　歳】
・3～4語からなる文を話す

### 3) 高次脳機能

知能は，経験を増しながら発達する。1歳頃には，試行錯誤をくり返して発達し，5～15歳頃に急速に知能が発達する。なお，18カ月よりも以前に測定した知能では，成熟時における知能を予測することはできない。

記憶は5歳までにはほぼ成人のレベルに達する。情緒は5歳頃までにあらわれるが，この頃には動揺しやすい。学童期にはやや安定するが，青年期で再び不安定となる。

### 4) 生殖機能

生殖腺は，胎児期に男児では精巣，女児では卵巣に発達し，これを第一次性徴という。

生殖機能は思春期になって急速に発達,成熟し，機能的にも成人のレベルになる。男女ともに恥毛が発達し，女子では月経がはじまる。

## 6. 更年期

加齢とともに男女ともに性腺の機能が低下し，性ホルモンの分泌が減ってくる。女性では，生殖

機能は20歳台がピークとなり，30歳台以降はしだいに低下する。45〜50歳頃から月経周期が不規則となって更年期になり，やがて月経がなくなる（閉経）。

更年期には，ホルモン分泌が変化するに伴って，熱感や多量の発汗を伴う顔面紅潮，易疲労感，不安など，多彩な身体症状や精神症状のあらわれることがある。これを更年期障害という[*3]。

閉経後には卵巣の機能が低下し，エストロゲンの分泌が減少して乳腺と生殖器が萎縮する。骨吸収が促進され，骨粗鬆症になりやすくなる。

＊3　更年期障害
自律神経失調症を中心とした不定愁訴が更年期にあらわれるものをいう。血管運動症状としてのぼせ，発汗，冷え性，肩凝りなどがあり，精神神経症状として頭痛，めまい，不眠，イライラ感，抑うつなどがみられる。治療はホルモンを補充したり，漢方療法や精神安定薬使用などで行われる。

## ◆ 演習問題

**問題1.** 外胚葉からできるのはどれか。
　　(a) 気管支　　(b) 筋肉　　(c) 血球　　(d) 骨格
　　(e) 食道上皮　(f) 神経系　(g) 腎臓

**問題2.** 新生児期とはふつうどの期間をさすか。
　　(a) 出生～1日　(b) 出生～7日　(c) 出生～14日
　　(d) 出生～21日　(e) 出生～28日

**問題3.** 乳幼児の運動機能の組み合わせで誤りはどれか。
　　(a) 寝返りをうつ —— 5カ月
　　(b) 首がすわる —— 6カ月
　　(c) つかまり立ち —— 9カ月
　　(d) 歩く —— 13カ月
　　(e) 3輪車をこぐ —— 3歳

◎ 解　答

問題1. (f) ▶ p.31参照
問題2. (e) ▶ p.32参照
問題3. (b) ▶ p.34参照

# chapter 4 消化器系

〈学習のポイント〉
①消化器系は口腔から肛門に至る消化管と，唾液腺，肝臓，胆嚢，膵臓などの付属腺からなる。
②舌表面の舌乳頭には，味覚を感じる味蕾がある。
③胃腺からはペプシノゲン，塩酸，粘液が分泌される。
④栄養素は小腸の絨毛上皮で吸収される。
⑤肝臓は物質代謝，胆汁生成，解毒作用，血液凝固作用，体液の恒常性維持，生体防御作用など，人体にとって大切な多くの働きをする。
⑥膵臓には消化酵素を分泌する外分泌部と，インスリンなどホルモンを分泌する内分泌部とがある。
⑦食物は咀嚼され，嚥下によって消化管に入る。ここで消化され，吸収された後，排泄物が大便として肛門から排出される。

消化器系は，食事で入ってくる食物を咀嚼し，消化，吸収，さらに排泄するなどの機能を行う。口腔から直腸，肛門に至るまで連なった消化管と，唾液腺，肝臓，胆嚢，膵臓などの付属腺とから構成されている（図4-1）。

消化管の壁は，粘膜上皮，粘膜固有層，粘膜筋板，粘膜下層，筋層，漿膜からできている（図4-2, 3）。ただし，漿膜は食道と下部直腸にはない。

機械的刺激を受けやすい口腔，食道，肛門に近い部分の粘膜上皮は重層扁平上皮でできており，胃，小腸など消化液の分泌や栄養素の吸収を行う

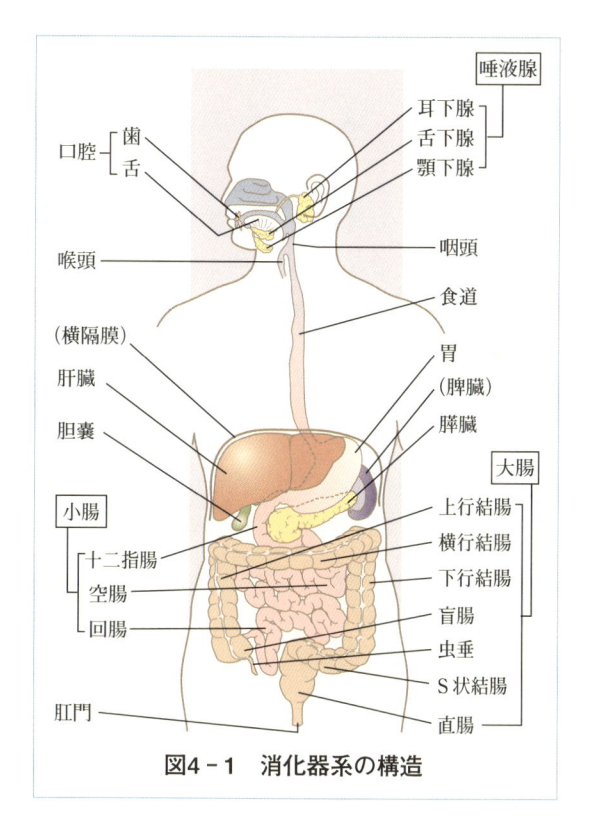

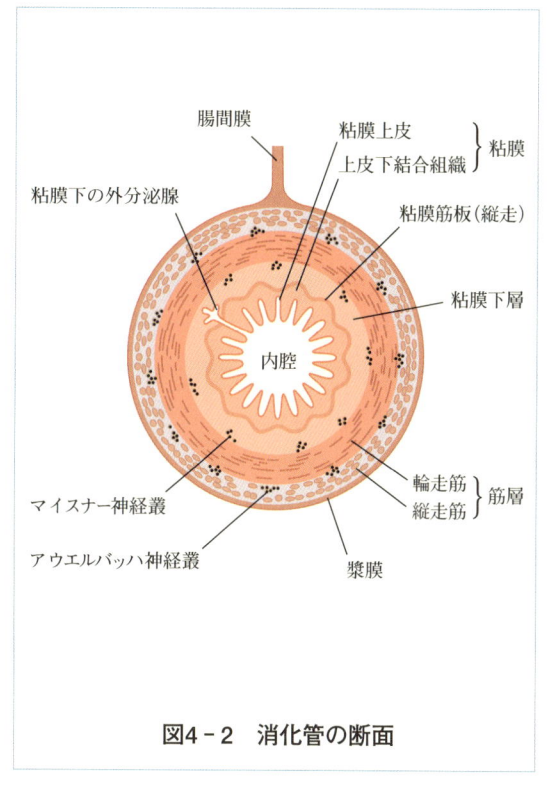

図4-1 消化器系の構造

図4-2 消化管の断面

**図4-3 消化管壁**

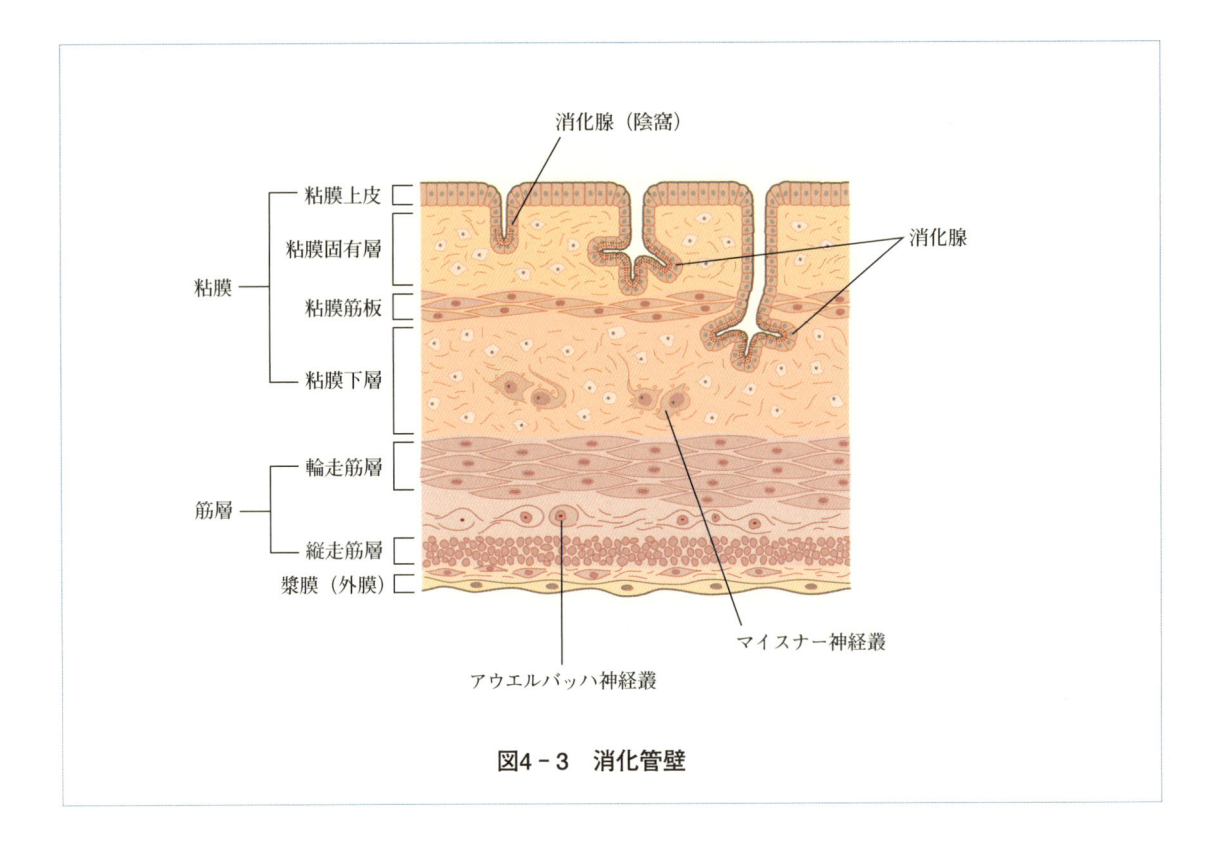

部分の粘膜上皮は単層円柱上皮でできている。筋層は平滑筋でできているが，咽頭から食道上部の嚥下に関する部分と，肛門周囲の排泄作用を行う部分は横紋筋でできている。粘膜下層にはマイスナー神経叢が，筋層間にはアウエルバッハ神経叢があり，これらの神経が消化管の運動を支配している。

唾液腺，肝臓，膵臓のような実質性器官では，結合組織が器官の内部に深く入り込み，多数の小区画である小葉に分けられる。小葉はいくつかが集まって葉になっている。

消化管における静脈系のうち，消化，吸収を行う胃から大腸までの静脈は門脈に集められ，肝臓を経由した後に肝静脈から下大静脈に流れこむ。

## 1. 消化器系の構造と機能

### 1）消化器の構造と機能

#### （1）口 腔

口腔（図4-4）は咀嚼を行うとともに，味覚器や発声の補助器官としても働く。入口は上下の口唇で境され，出口は口峡を通って咽頭に続く。口腔の側壁は頬，天井は口蓋，底は口腔底から構成される。

① 口唇と頬

口唇と頬の外面は皮膚で，内面は口腔粘膜でおおわれている。上顎の第2臼歯と向き合う部分の頬粘膜には，耳下腺からの耳下腺管[*1]が開口しており，ここから唾液が分泌されてくる。

② 歯

乳歯は胎生3カ月に口腔粘膜から発生し，生後6～7カ月から生えはじめ，1歳では上下4本ずつ，10歳では上下10本ずつ生えそろう。乳歯は一側

図4-4　口腔

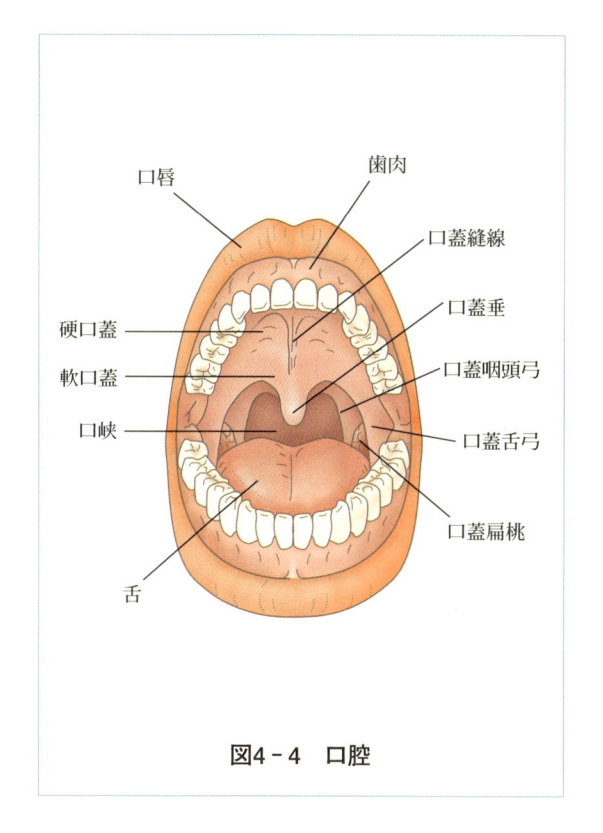

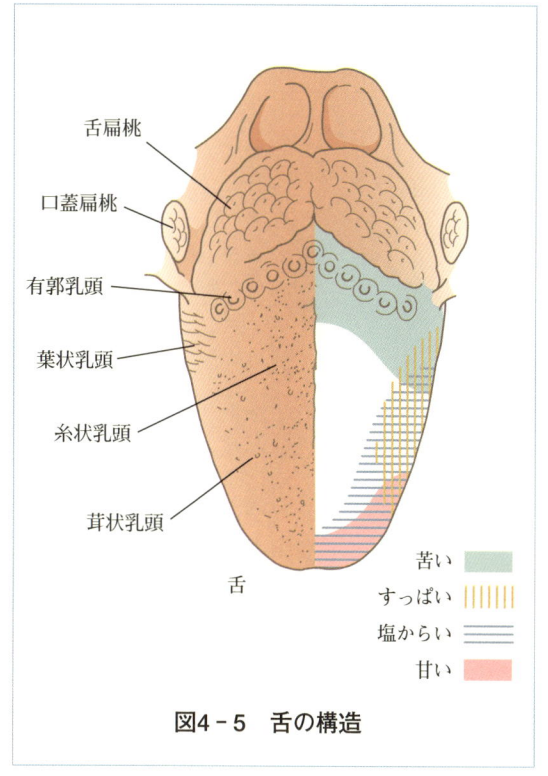

図4-5　舌の構造
苦い
すっぱい
塩からい
甘い

に切歯2本，犬歯1本，臼歯2本の計5本で，総計20本ある。

乳歯は6～7歳頃から抜けはじめる。永久歯は6～8歳頃から生えだし，10～14歳までに智歯（親知らず）を除いて28本が生える。成人では上下それぞれに左右8対の永久歯（切歯2本，犬歯1本，小臼歯2本，大臼歯3本，ただし臼歯は2本のままのことも多い）がある。

③ 舌

舌（図4-5，6）は横紋筋からできており，消化器官，味覚器，そして発声器官として働く。表面は舌粘膜におおわれ，無数の舌乳頭（糸状乳頭，茸状乳頭，葉状乳頭，有郭乳頭）がある。葉状乳頭と有郭乳頭には，味覚をつかさどる味蕾がある。味覚は図4-5のように分布しているとされてきたが，必ずしもこの分布のようになっているとは限らないと考えられている。

舌根部には多数のリンパ小節があり，舌扁桃と

＊1　耳下腺管
耳下部にある唾液腺の耳下腺から出て頬筋を貫ぬき，第2大臼歯外側の頬粘膜部に小隆起をつくって開口する排泄管をいう。

図4-6　味蕾

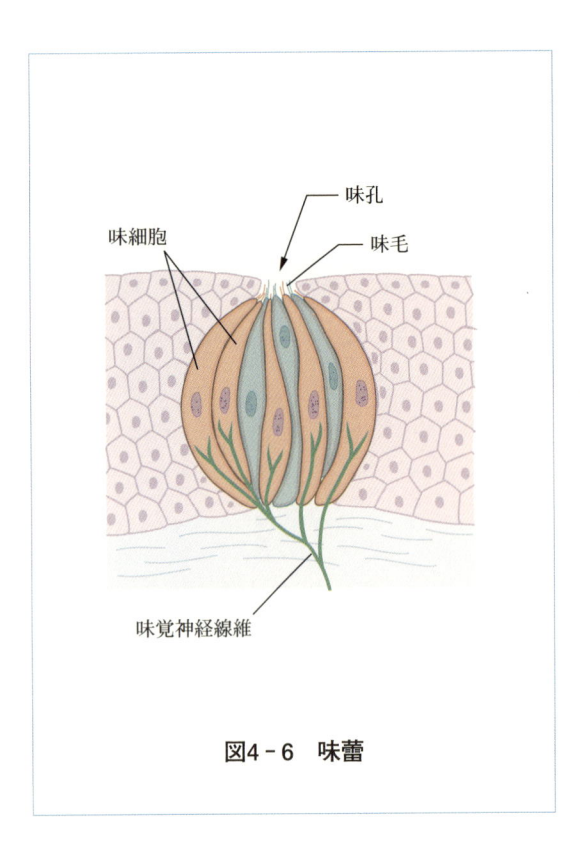

呼ばれる。

舌の下面には唾液腺の舌下腺と顎下腺が開いており、唾液が分泌されてくる。

④ 口　蓋

口腔の上壁で、口腔と鼻腔の境となっている。口蓋の後縁の中央部には突出した口蓋垂があり、側壁には口蓋扁桃というリンパ組織がある。

⑤ 唾液腺

唾液を分泌する唾液腺には、口唇、頬、舌、口蓋などの粘膜下組織に分布している小唾液腺と、耳下腺、顎下腺、舌下腺の大唾液腺がある。

耳下腺は耳介の前下方にあり、さらっとした水様透明の分泌液を出す漿液腺である。導管は頬を貫いて、上顎の第2大臼歯と向かい合う頬粘膜に開口する。顎下腺と舌下腺は、粘っこい分泌液の粘液と漿液とを出す混合腺で、舌下部に開口している。

### (2) 咽　頭

咽頭は消化器系と呼吸器系が交叉する器官で、嚥下や発声などを行う。前方は鼻腔と口腔、後方は喉頭と食道に連続する。

鼻部の上方壁にはリンパ小節が密集し、咽頭扁桃となっている。側方の壁には、中耳に通じる耳管の入口がある。

### (3) 食　道

咽頭に続く長さ約25cm、内径約2cmの管状をした消化管である。気管の後ろを走行し、横隔膜のすき間（食道裂孔）を貫いて腹腔に入り、胃に続く。

粘膜上皮は重層扁平上皮で、筋層は、食道の上部1/3は横紋筋でできており、中部1/3は横紋筋と平滑筋が混在し、下部1/3は平滑筋からなる。

### (4) 胃

胃は、食道から続く入口の噴門から、十二指腸に至る出口の幽門までの袋状をした管腔の臓器である。内腔面から、粘膜、粘膜下層、固有筋層、筋層、漿膜に分けられる。粘膜上皮は単層円柱上皮で、管状の胃腺からはペプシノゲン、塩酸、粘液が分泌される。幽門付近にある幽門腺はアルカリ性の粘液を分泌するが、ガストリンを分泌する内分泌細胞も含まれる。

### (5) 小　腸

小腸は胃の幽門からはじまる、長さ約6～7m、直径は約3～5cmの長い管腔臓器である。腹腔内を蛇行して右腸骨窩で大腸に移行する。十二指腸、空腸、回腸に分けられる。

#### ① 十二指腸

幽門から続くC字形をした長さ約25cmの腸管である。幽門から約10cmほどにある部位の左側壁には大十二指腸乳頭（ファーター乳頭）と呼ばれる隆起した縦ヒダがあり、ここに総胆管と膵管が開き、胆汁と膵液が十二指腸に流れ込む（図4-7）。十二指腸の粘膜下にあるブルンネル腺[*2]（十二指腸腺）からはアルカリ性の分泌液が出さ

図4-7　十二指腸，膵臓，胆嚢の関係

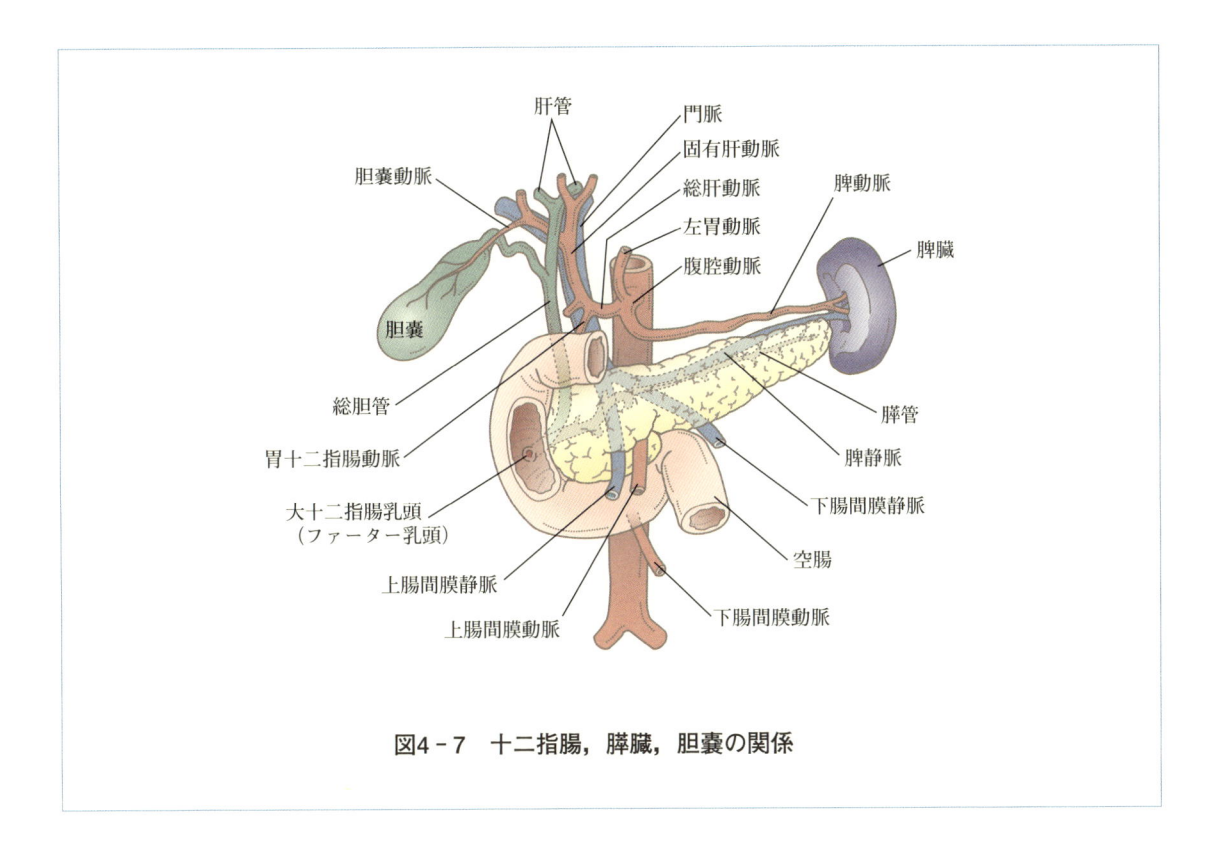

れ，胃液の酸度を調節している。

② 空腸，回腸

　十二指腸に続く小腸の2/5を空腸，残り3/5を回腸という。小腸の内面には多くの輪状ヒダがあり，粘膜上皮は単層円柱上皮で，粘膜の表面には無数の絨毛がある（図4-8）。腸絨毛の内部には，よく発達した毛細血管網と1本の太い毛細リンパ管（中心乳び腔）がある。

　絨毛上皮から吸収された炭水化物，タンパク質，ビタミンなどは毛細管網に入り，静脈から門脈を経て肝臓に運ばれて代謝される。一方，脂肪は中心乳び腔に入り，腸間膜のリンパ管から胸管を経て，静脈に流れ込み，肝臓や脂肪組織に運ばれる。

　腸絨毛上皮にある杯細胞からは粘液が分泌される。腸絨毛の間にある小腸腺（リーバーキューン腺）からは小腸液が分泌され，またセロトニンなどペプチドホルモンを分泌する内分泌細胞が混在している。

＊2　ブルンネル腺
十二指腸の近位約1/3の部分の粘膜下組織内にある管状胞状腺で，中性ないし弱アルカリ性の粘液を分泌して，胃から送られてくる酸性糜汁から粘膜上皮を保護する。

図4-8　小腸壁の構造

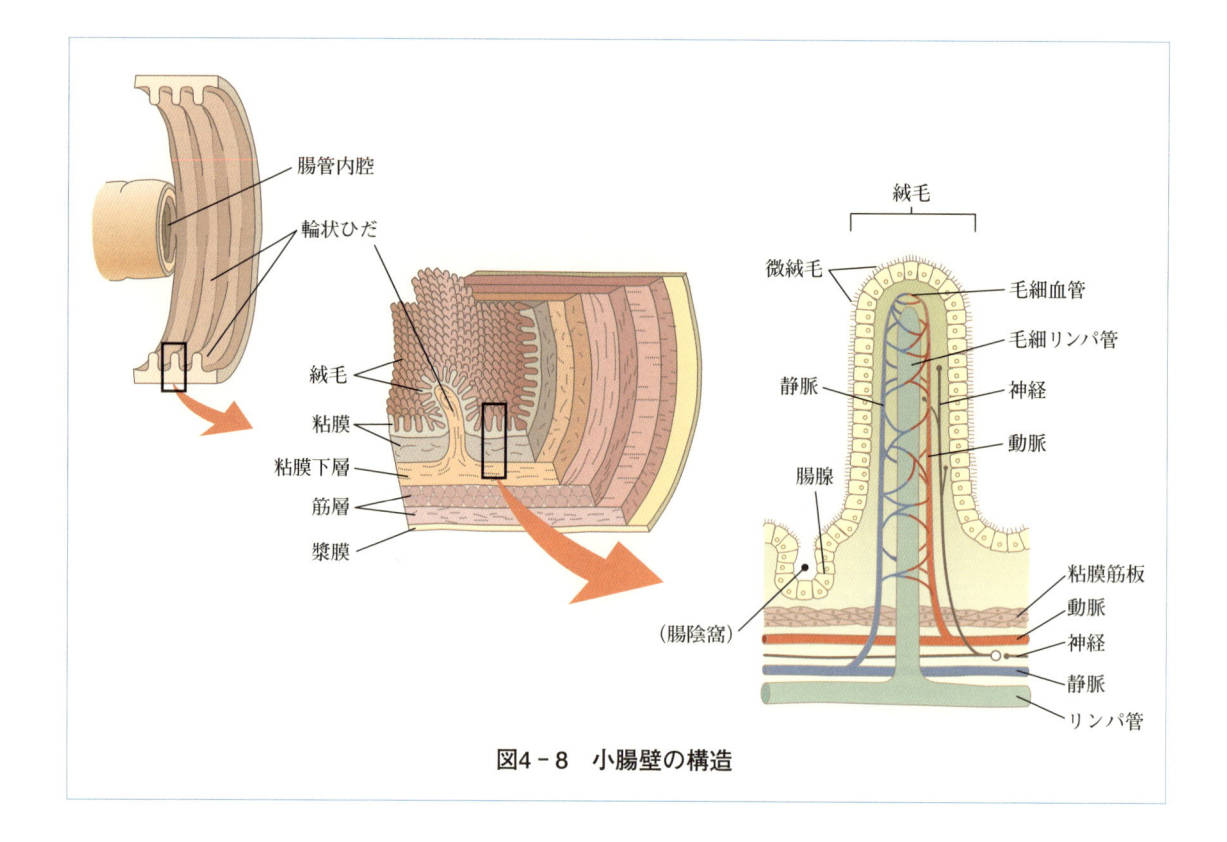

## (6) 大　腸

　大腸は腹腔の周辺を取り巻くように位置する，小腸に続く全長が約1.6m，直径約5〜8cmの管腔臓器である。盲腸，結腸，直腸に分かれる。

　大腸の粘膜には腸陰窩がよく発達し，粘膜上皮内に多数の杯細胞が分布して粘液を分泌する。

### ① 盲　腸

　盲腸は，回腸が大腸に開く回盲口から下方に伸びた部分で，その下端からは細長い虫垂が垂れ下がっている。虫垂は長さが約5cmで，集合リンパ小節と呼ばれる豊富なリンパ組織をもつ。

### ② 結　腸

　結腸は盲腸から上行して肝臓の下面に達する上行結腸，胃の下方で右から左側端に達する横行結腸，下方に走る下行結腸，左腸骨窩から仙骨前面に達するまでのS状結腸があり，直腸に移行する。

### ③ 直　腸

　直腸はS状結腸から続いて仙骨の前面を下行して骨盤隔膜を貫き，骨盤腔の外に出て肛門に移行する。直腸の前方には，男性では膀胱，前立腺，尿道があり，女性では子宮と腟がある。

　肛門のすぐ上の直腸の下端部には痔帯（痔輪）という輪状の高まりがあり，内肛門括約筋と外肛門括約筋があって排便時に肛門を開閉している。

## (7) 肝　臓

　肝臓（図4-9，10）は，右季肋部から胃の上方にわたって存在する，重さが約1,200〜1,500gの実質性臓器で，大きな右葉と小さな左葉に分かれている。肝臓の表面をおおう漿膜の下には線維性被膜があり，内部に深く入り込んで小葉間結合組織（グリソン鞘）となって肝臓実質を450万〜500万個もの小葉に分けている。

　肝小葉の中心には中心静脈があり，これを中心にして，多数の肝細胞索と類洞[*3]（洞様血管）が放射状に広がっている。

　類洞は，肝細胞索のすき間に広がった特殊な毛

図4-9　肝臓の構造（前面）

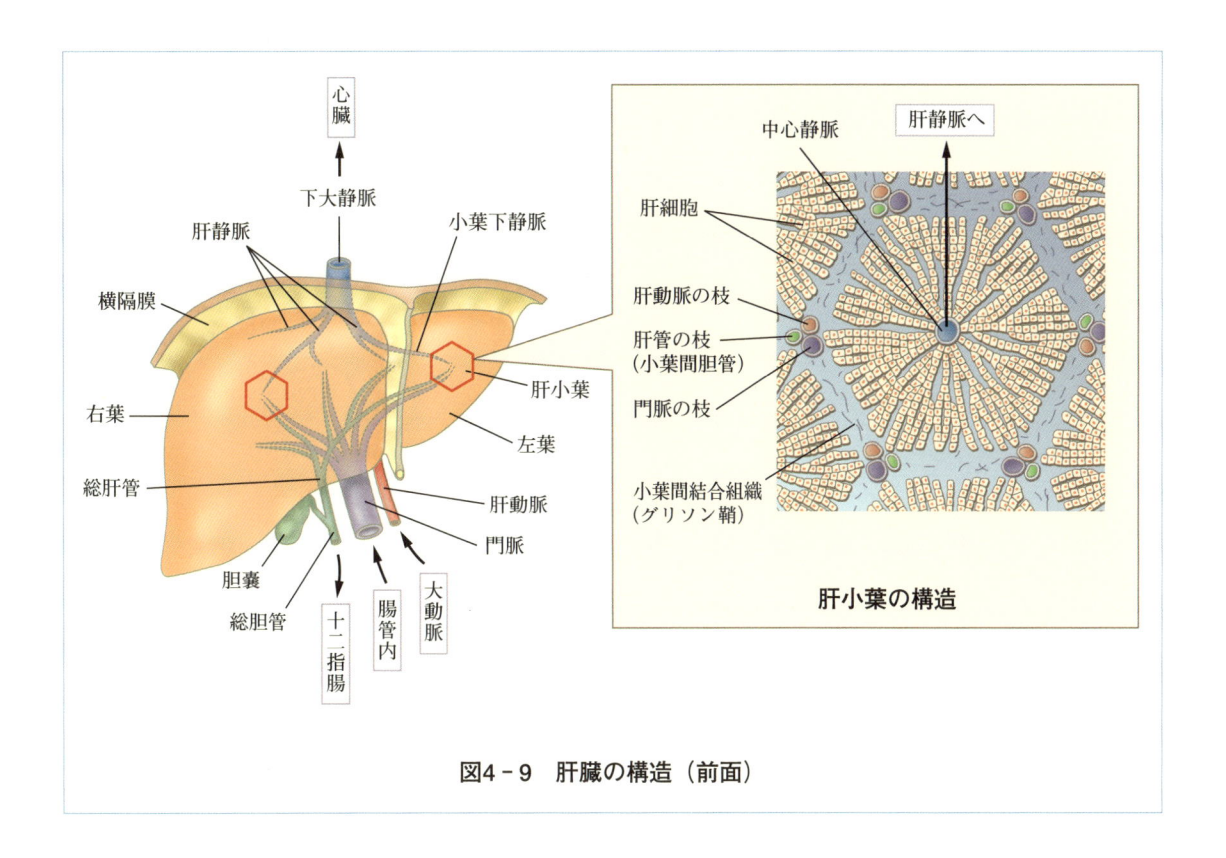

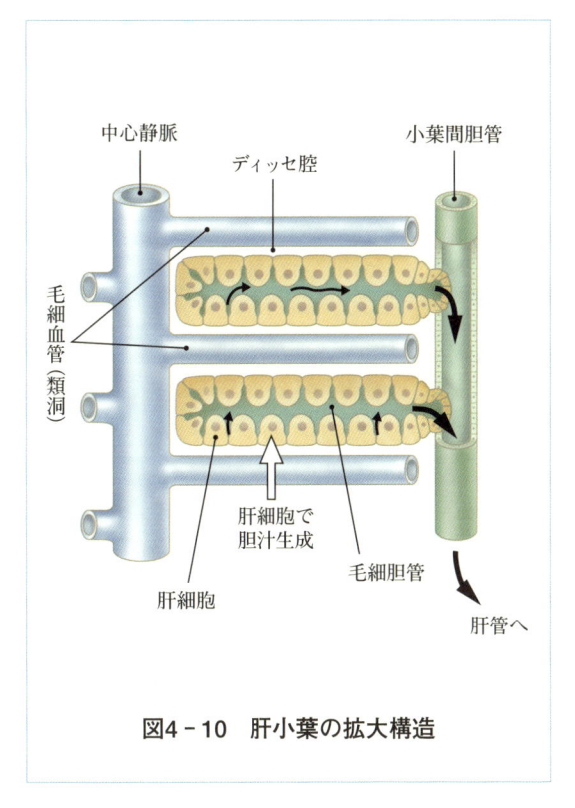

図4-10　肝小葉の拡大構造

> **＊3　類洞**
> 毛細血管が拡張して内腔が著しく広くなったものである。物質の通過が容易なように，血管の径や内腔の幅が絶えず動的に変動できる特徴がある。肝臓のほか，脾臓や骨髄などでもみられる。

表4-1　肝臓の機能

| | | |
|---|---|---|
| 物質代謝 | 糖代謝 | グリコゲン合成・分解・貯蔵，糖新生 |
| | タンパク質代謝 | アミノ酸，タンパク質の合成・貯蔵・放出 |
| | 脂質代謝 | 脂肪酸分解，脂質の合成・分解 |
| | ビリルビン代謝 | 直接型ビリルビン産生・排出 |
| | ビタミン活性化 | 各種ビタミンの活性化・貯蔵 |
| | ホルモン代謝 | 女性ホルモン・抗利尿ホルモンなどの不活性化 |
| | 金属代謝 | 鉄・銅などの貯蔵・放出 |
| 胆汁の生成 | | 胆汁酸の生成，胆汁の合成・排出 |
| 解毒作用 | | 有毒物質の酸化・還元・加水分解・抱合 |
| 血液凝固作用 | | 凝固・線溶因子の産生 |
| 体液の恒常性維持 | | 血液の貯蔵，門脈系循環の調節 |
| 生体防御作用 | | クッパー細胞 |

細血管である。その内皮細胞には多くの小孔があいており，毛細血管と肝細胞との間で物質が交通しやすいようになっている。

小葉間結合組織には，小葉間動脈，小葉間静脈，小葉間胆管がある。

小葉間静脈は門脈の枝であり，肝細胞に接して物質を輸送しながら中心静脈に入る。肝細胞索内の毛細胆管は肝細胞で生成される胆汁を運び出す役目がある。胆細管は集合して小葉間胆管となり，さらに左右の肝管となって肝門部に出て合流し，総肝管となる。総肝管に胆嚢からの胆嚢管が合流して総胆管となって，十二指腸に膵管とともに開口する。

肝臓はもっとも大きな臓器で，栄養素やホルモンなどの物質代謝，胆汁の生成，解毒作用，血液凝固作用，体液の恒常性維持，生体防御作用[*4]など，生命を維持するうえできわめて大切な多くの働きをしている（表4-1）。

### (8) 胆　嚢

胆嚢は，肝臓の直下にある，ナスのような形をした嚢状の器官である。肝臓でつくられた胆汁を濃縮し，一時蓄えておく働きをもつ。

### (9) 膵　臓

膵臓（図4-7）は，胃の背面にある細長い臓器で，全長は約15cm，幅は約5cm，厚さ約2cmである。後腹壁に固定されており，前面は腹膜におおわれている。膵臓には，膵液を分泌する外分泌部と，ホルモンを分泌する内分泌部（ランゲルハンス島）とがある。

膵液にはアミラーゼ，リパーゼ，プロテアーゼ，ヌクレアーゼなどの消化酵素が含まれる。分泌された膵液は膵臓の中央部分を走る導管（膵管）に集まり，膵頭部で総胆管と合流して大十二指腸乳頭から胆汁とともに十二指腸に流れ込む。

内分泌部のランゲルハンス島は小葉内に小細胞のかたまりとして散在し，3種類の細胞からできている。$\alpha$（A）細胞はグルカゴンを，$\beta$（B）細胞はインスリンを，$\delta$（D）細胞はソマトスタチンをそれぞれ分泌する。

## 2）咀嚼の機構

口の中に固形の食物が入ると，下顎は上下，前後，左右に複雑に運動する。そして，切歯と臼歯が食物を噛み砕きながら唾液と混じりあい，飲みこみやすいように固められる。こうした一連の動きを咀嚼という。

咀嚼運動は，主に，咬筋，側頭筋，外側翼突筋，内側翼突筋の4つの咀嚼筋の随意運動によって行われるが，このほか，頬筋，口輪筋，舌筋も食物のかたまりを口の中で適当な位置に移して咀嚼を助ける。これらの筋肉は随意に動く横紋筋ではあるが，食物による伸展反射や口腔粘膜を刺激して起こる反射が関与しており，実際には咀嚼は不随意的な反射運動といえる。

## 3）嚥下の機構

流動物や咀嚼によってこねられた食物のかたまりは，口腔，咽頭，食道の協調運動によって胃へと運ばれる。この一連の運動を嚥下といい，次のように3期にわたって進められる。

咀嚼が終わると，口唇が閉じられ，舌が後上方向に引き上げられて食物のかたまりを口腔から咽頭腔まで移動させる（第1期；口腔相）。

食物のかたまりが咽頭に入ると，咽頭壁が刺激されて嚥下反射が起こる。軟口蓋は咽頭後壁に押しつけられ，舌根が挙上する（図4-11-a）。さらに，咽頭蓋が気管をおおうようにして咽頭腔と気管側が交通しないようになる（図4-11-b）。こうして食物が鼻腔に逆流したり，気管に入らないようにされる（第2期；咽頭相）。

次いで食物のかたまりは食道口に入って，食道の蠕動によって食道下部へと移送され，下部食道括約部が反射的に開いて胃の噴門から胃に入る

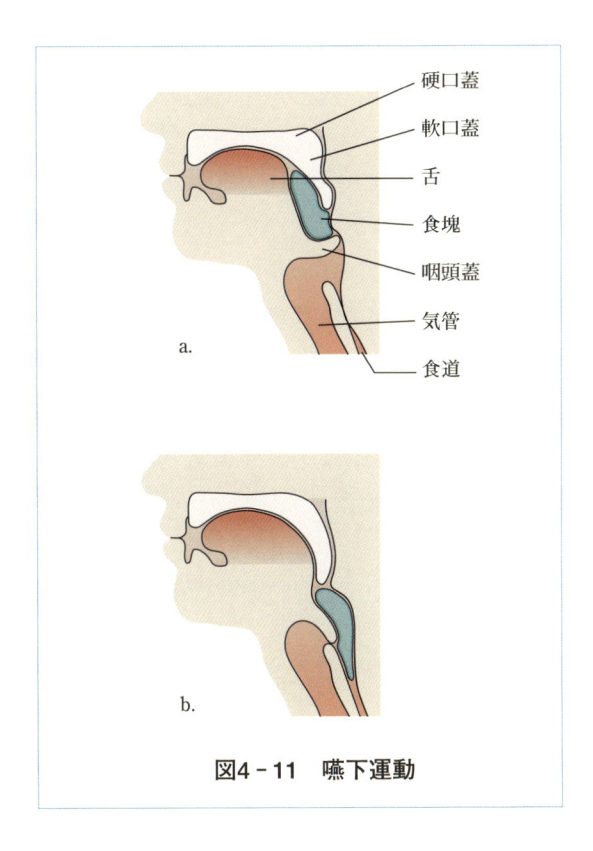

**＊4　クッパー細胞**
全身の単球マクロファージ系に属する細胞で，肝臓の類洞内にあって旺盛な貪食能を有する。豊富なリソソーム，微絨毛，糸状ないし葉状仮足，食胞などをもち，異物を細胞内に取り込んでは消化し，分解，処理する。このため，生体防御や免疫機構に役立っている。また，種々のサイトカインを分泌する働きもある。

図4-11　嚥下運動

（第3期；食道相）。

### 4）消化管運動のしくみ

咀嚼して嚥下された食物のかたまりは胃に入る。そして小腸に送られて消化され，栄養素は小腸粘膜から吸収される。吸収されなかった食物の残りは，大腸を通り，糞便として排泄される。

消化管の運動では，輪走筋と縦走筋が収縮と弛緩をくり返し，消化管内容物を消化液とよく混ぜあわせながら肛門側へと移送し，吸収と排泄が行われる。この運動には，内容物が消化管壁を伸展することによって消化管壁内にある神経叢を刺激して起きる腸内反射と，迷走神経による腸外反射が関係する。副交感神経は消化管の運動を促進し，逆に交感神経は消化管運動を抑制する。また，消化管ホルモンが胃や小腸の運動に関与している。

消化管の運動には，内容物と消化液をよく混ぜあわせるために局所で起きる分節運動と振子運動，内容物を肛門側へ移送する蠕動運動とがある。分節運動は，輪走筋がある間隔をおいて収縮と弛緩をくり返して分節を生じ，内容物をよく攪拌する（図4-12-a）。振子運動は，縦走筋層が周期的に収縮と弛緩をくり返して内容物を口，肛門の両側に往復させる。蠕動運動は，輪走筋と縦走筋の収縮と拡張によって内容物を肛門側へ移動させる（図4-12-b）。

食物のかたまりが食道に入ると，食道の蠕動運動によって胃へ送られる。胃では蠕動性収縮が起きて食物のかたまりを攪拌しながら胃液と混ぜあわせ，半流動性の糜粥にする。そして蠕動運動によって内容物を幽門から十二指腸へと送る。

小腸では，胃から運ばれた糜粥を分節運動や振子運動によってかき混ぜながら消化液とよく混和させ，小腸粘膜から吸収しやすくする。さらに蠕動運動によって内容物は肛門側へ送られる。

大腸では，小腸から送られてきた糜粥から水と

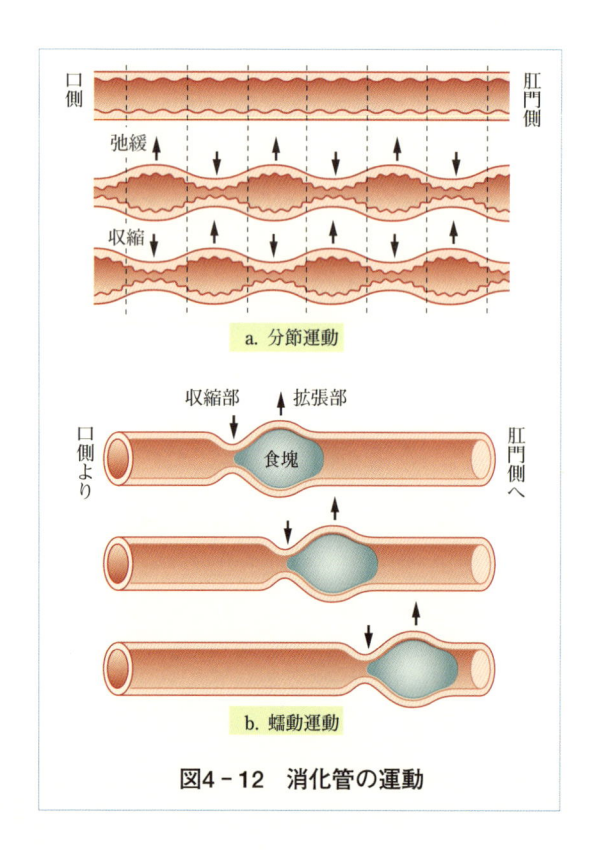

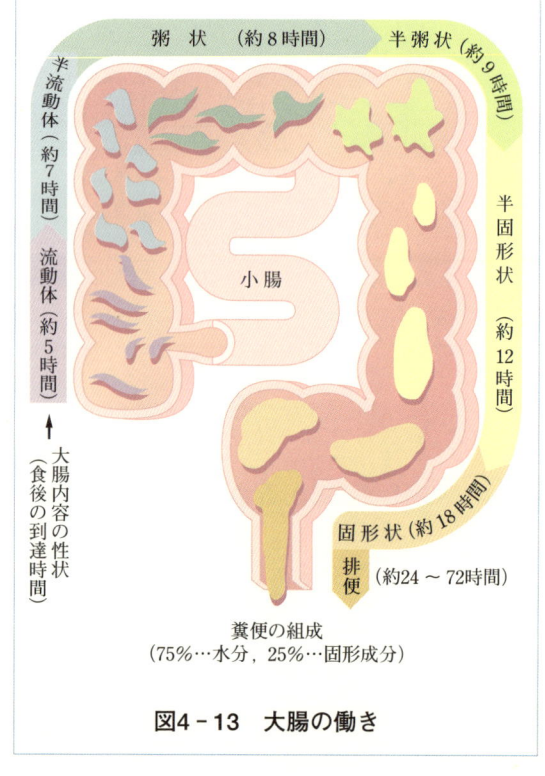

図4-12 消化管の運動

図4-13 大腸の働き

電解質を吸収し，固形状の糞便をつくって排便する（図4-13）。水分は小腸で約6～8L，大腸で約1～2L吸収される。

### 5）糞便形成と排便のしくみ

食物は，内容にもよるが，消化吸収を受けた後，食後約2～6時間で盲腸に達する。そして，上行結腸から横行結腸中部で水分が吸収されて便塊が形成され，徐々に下行結腸からS状結腸に送られ，便塊として蓄えられる。

食後，とくに朝食後に強い蠕動運動が起こって便塊が直腸に送り込まれる。すると便塊によって直腸壁が伸展され，便意*5が催される。このため，健康人では毎日1回，朝食後に便意を覚えることが多い。

便意が感じられると反射的に結腸下部から直腸壁が収縮し，肛門括約筋は弛緩し，肛門挙筋が上昇する（排便反射）（図4-14）。さらに腹筋，横隔膜を随意的に収縮させて腹圧を高めて，排便が起きる。

## 2. 消化，吸収

消化器系の主な役割は，栄養素を消化し，吸収することにある。消化，吸収については「基礎栄養学」を参照のこと。

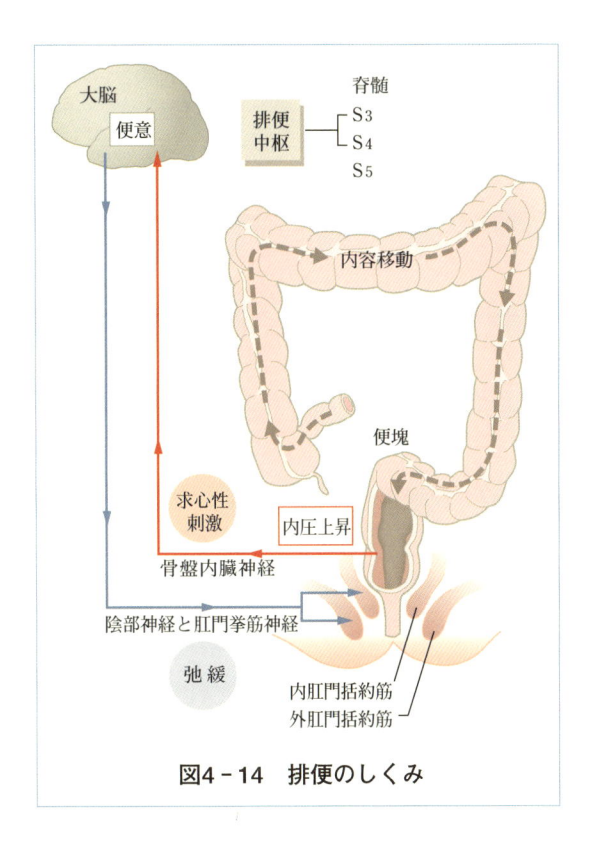

図4-14　排便のしくみ

**＊5　便意**
排便したいという感覚で，便塊によって直腸壁が伸展されると骨盤神経を介して興奮が仙髄排便中枢に伝導され，さらに上位中枢へ伝わり大脳皮質に及ぶ。排便をしないでがまんしていると，壁の緊張が緩んで便意はいったん消失する。これを繰り返すと便秘になりやすい。

## ◆ 演習問題

**問題1．** 粘膜上皮が単層円柱上皮でできているのはどれか。
　　(a) 口腔　　(b) 唾液腺　　(c) 食道
　　(d) 小腸　　(e) 肛門

**問題2．** 永久歯は何本か。
　　(a) 20本　　(b) 24本　　(c) 28本
　　(d) 32本　　(e) 36本

**問題3．** 総胆管と膵管が開口するのはどこか。
　　(a) 食道　　(b) 胃　　(c) 十二指腸
　　(d) 空腸　　(e) 回腸

**問題4．** 肝臓の働きで誤っているのはどれか。
　　(a) 解毒　　(b) 糖代謝　　(c) 生体防御
　　(d) 胆汁の生成　　(e) インスリン分泌　　(f) 血液凝固因子産生

**問題5．** 膵臓で分泌されるホルモンはどれか。
　　(a) アミラーゼ　　(b) グルカゴン　　(c) ヌクレアーゼ
　　(d) プロテアーゼ　　(e) リパーゼ

**問題6．** 消化管の輪走筋と縦走筋の収縮と弛緩によって腸管内容物を肛門側へと送る運動はどれか。
　　(a) 嚥下運動　　(b) 蠕動運動　　(c) 咀嚼運動
　　(d) 振子運動　　(e) 分節運動

---

◎解　答
問題1．(d) ▶ p.37〜38参照
問題2．(d) ▶ p.39参照
問題3．(c) ▶ p.40参照
問題4．(e) ▶ p.44参照
問題5．(b) ▶ p.44参照
問題6．(b) ▶ p.46参照

# chapter 5 循環器系

〈学習のポイント〉
①血液とリンパ液の体内循環を営む系統を循環器系という。
②心臓は左右の心房と心室の4つの部屋がある。
③心臓の拍動は，洞結節で発生する電気刺激が刺激伝導系を伝わって心筋を収縮させることによって起こる。
④血液循環には，左心室から出て全身を循環した後，再び右心房に血液を戻す体循環（大循環）と，右心室から肺を巡って左心房に血液を戻す肺循環（小循環）がある。
⑤動脈は心臓から全身へ血液を循環させる血管で，内膜・中膜・外膜の強い構造でできている。
⑥静脈は全身から血液を心臓へ戻す血管で，血液の逆流を防ぐための静脈弁がところどころにある。
⑦毛細血管は体組織に網の目状に分布し，血液と組織液の間で栄養素，老廃物，酸素，二酸化炭素の交換を行う。

　循環器系とは，種々の物質の輸送を行う血液とリンパ液の体内循環を営む系統をいう。血液を運ぶ心臓・血管系と，リンパ液を運ぶリンパ系とがある。

## 1. 心臓の構造と機能

　心臓（図5-1）は，全身に血液を送り出す重要な臓器で，左右の肺の間にはさまれて，横隔膜の上にある。大きさは握りこぶしくらい，重さはおよそ250〜300gである。心臓は，2つの心房と

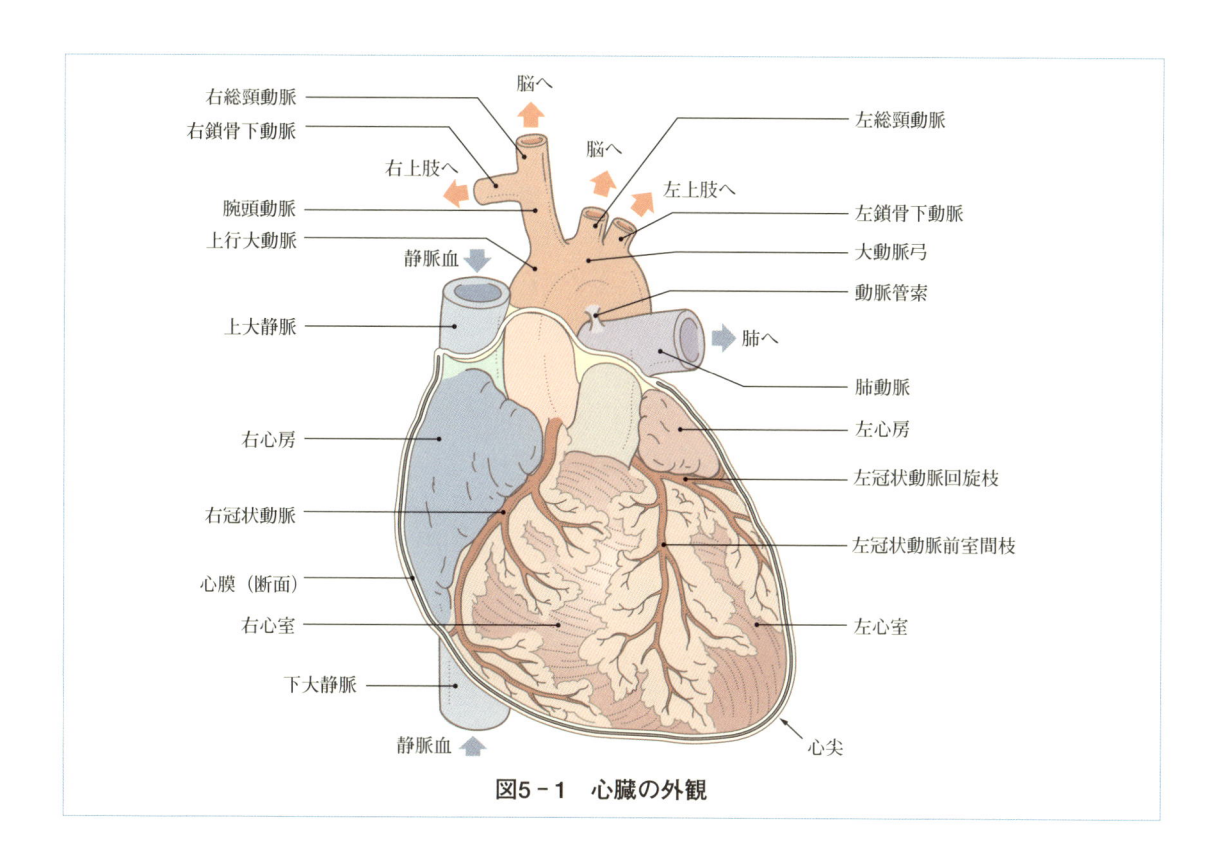

図5-1　心臓の外観

2つの心室という，4つの部屋に分かれている。左右の心房の間は心房中隔で，左右の心室の間は心室中隔によって分けられている。

### 1）心臓壁

心臓は横紋筋でできた巾着袋のような構造で，心臓壁は心内膜，心筋層，心外膜の3層から構成される。心内膜は扁平上皮細胞と結合組織から，心筋層は横紋筋からできている。心外膜は，心臓の表面をおおう漿膜（心膜）と，これを裏打ちする結合組織からできている。

心臓は休むことなく拍動し続けるので，たえず酸素と栄養素が供給されなくてはならない。心筋への物質の供給は，上行大動脈から起きる左右の冠状動脈によって行われる。

### 2）弁膜

心房と心室の間には房室弁，および心室と動脈の間には動脈弁という弁膜があり，血液の逆流を防いでいる。弁膜は，心臓の内面を構成する心内膜がヒダをつくって心臓の内腔に突きだしたようになったものである。

左心房と左心室の間にある房室弁を僧帽弁，右心房と右心室の間にある房室弁を三尖弁という（図5-2）。房室弁は，心臓が拡張するときに開いて心房から心室へ血液を送り込む。心臓が収縮するときには閉じて，心室から心房へ血液が逆流しないようになっている。

左心室から大動脈の出口には大動脈弁が，右心室から肺動脈への出口には肺動脈弁がある。動脈弁は心臓が収縮するときに開いて血液を心臓から大動脈と肺動脈へ送り出し，心臓が拡張するときには閉じて血液が逆流するのを防いでいる。

### 3）心臓の拍動と調節

心臓は，ほぼ一定のリズムで収縮と拡張をくり返し，血液を全身の動脈に送り出す。成人では，

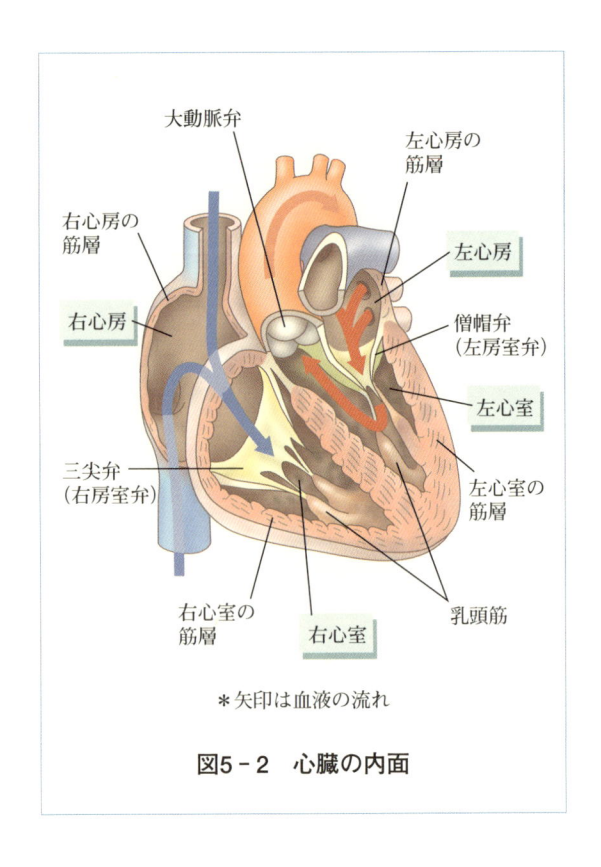

**図5-2　心臓の内面**

心臓は1分間に約60〜80回拍動し，1回の拍動で60〜80mLの血液を左右の心室からそれぞれ拍出している。

心臓は，意思にかかわらず，洞結節による自動能で拍動する。すなわち，右心房の静脈洞部にある洞結節で発生する規則的な電気的刺激の興奮がペースメーカーとなり，この興奮が心房壁を伝わって心房と心室の間にある房室結節に至る。ここからヒス束[*1]（房室束）を通り，左右の脚，さらに細かいプルキンエ線維[*2]となって左右の心室内面の全域に刺激が伝えられる。そして，心筋を収縮させ，秩序ある心臓の拍動が起こる。洞結節→房室結節→ヒス束→右・左脚→プルキンエ線維という経路は特殊な心筋線維からできており，これを刺激伝導系という（図5-3）。

ただし，心拍動は必要に応じて自律神経によって調節される。たとえば，不安や恐怖などで精神的に緊張した場合，交感神経が興奮し，心拍動数

図5-3　刺激伝導系

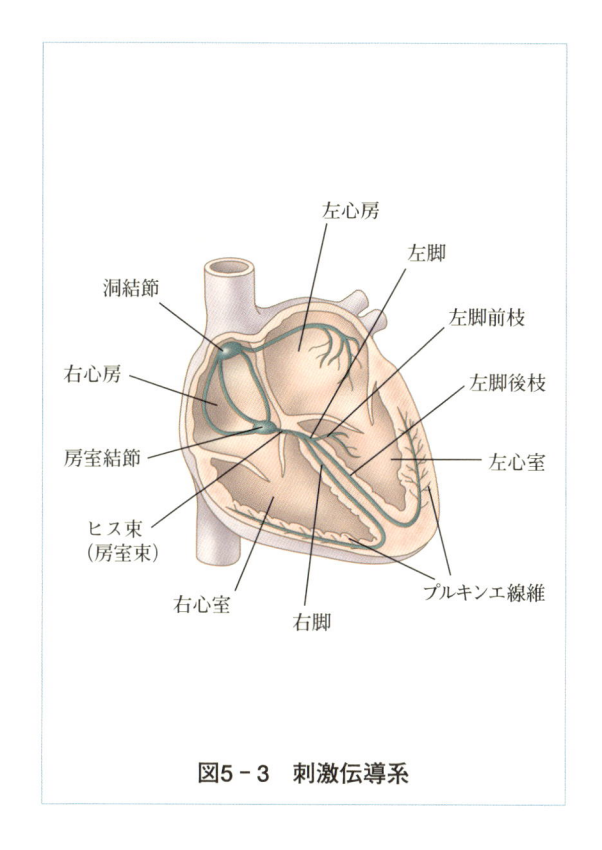

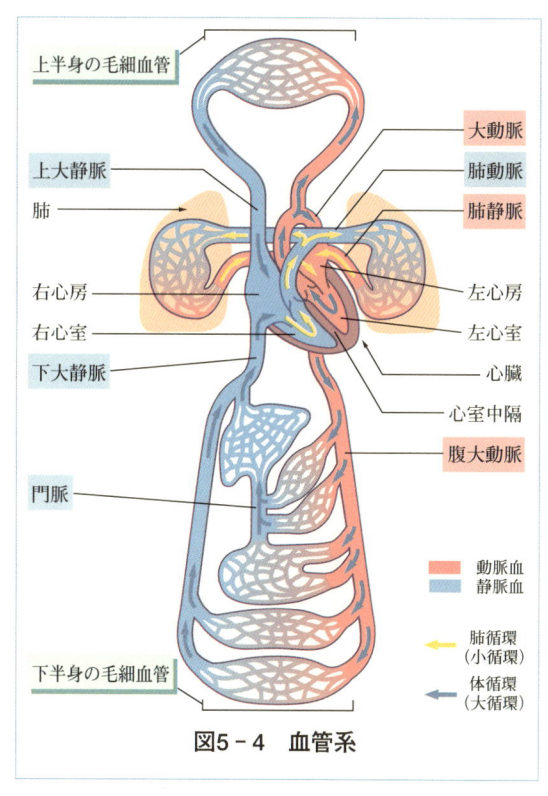

図5-4　血管系

の増加，興奮伝導速度の促進，心筋収縮力の増強などを起こして，心臓機能を促進する。一方，安静の状態では副交感神経が作動し，心拍動を減少させ，心臓機能が抑制される。

## 2. 体循環，肺循環

心臓から出発して，動脈，毛細血管，静脈，そして心臓へと血液を循環させる脈管系を血管系という（図5-4）。血液循環は，機能面から，体循環（大循環）系と肺循環（小循環）系に大別できる。

【体循環（大循環）】
・心臓（左心室）→大動脈→全身→大静脈→心臓（右心房）

【肺循環（小循環）】
・心臓（右心室）→肺動脈→肺→肺静脈→心臓（左心房）

\*1　ヒス束
房室結節からでてプルキンエ線維に至る刺激伝導系の一部で，長さ約10mm，幅約3mm，厚さ1～2mm程度の薄い板状細胞の集合体からなる特殊心筋線維の束である。

\*2　プルキンエ線維
ヒス束は右脚と左脚に分かれた後，さらに心室の筋性中隔部で分岐して網状構造となって心室壁全体に分布する特殊心筋細胞からなる線維構造となる。この線維構造がプルキンエ線維である。

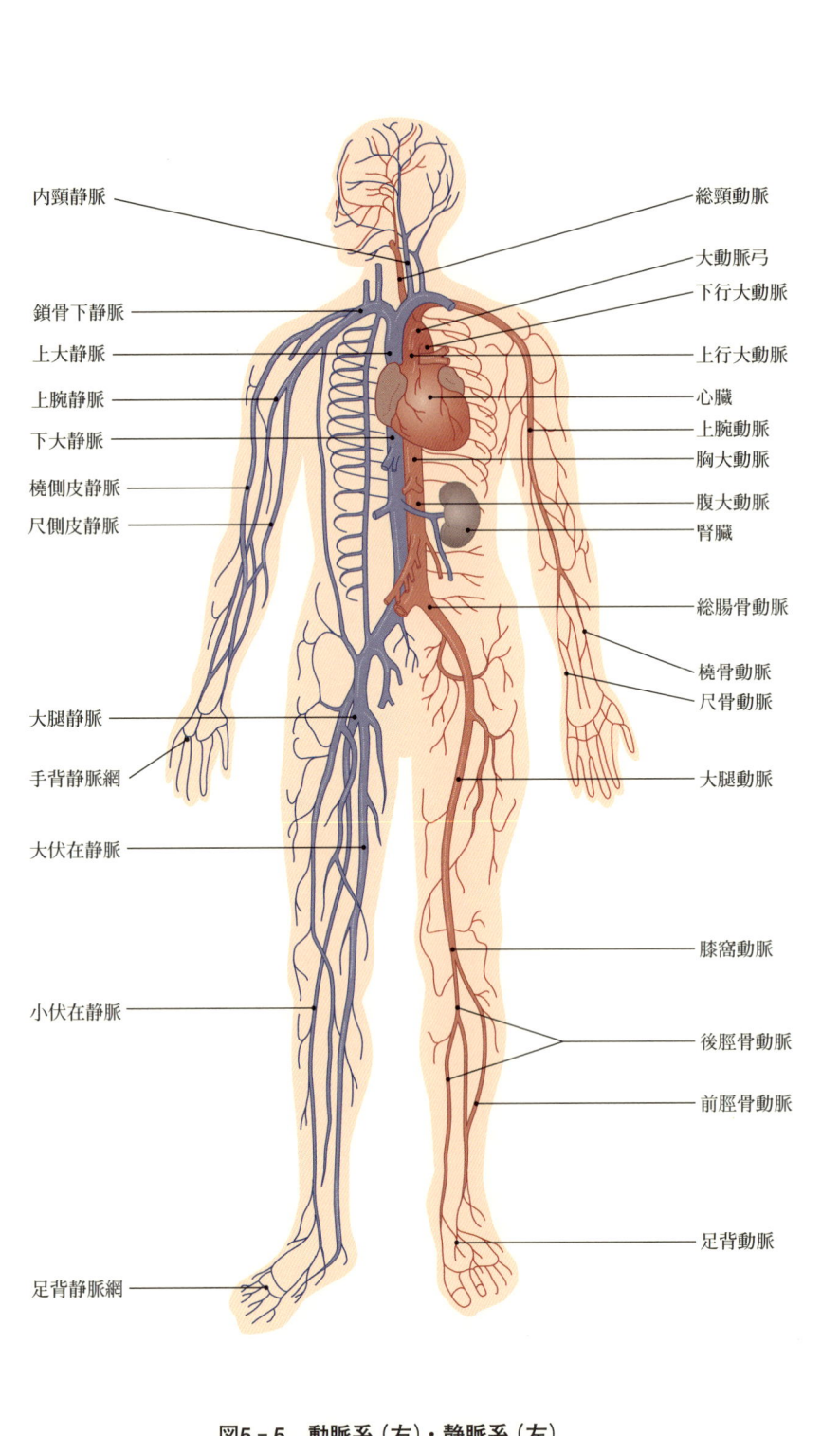

図5-5　動脈系（右）・静脈系（左）

体循環は全身の臓器に酸素と栄養素を供給し，肺循環は肺呼吸に関係する。肺動脈には二酸化炭素を多く含む静脈血が，肺静脈には酸素を多く含む動脈血が流れる。

> \*3 静脈弁
> 静脈内膜の半月状ひだが弁のようになったもので，筋肉の運動によって静脈に加えられる圧の変化と弁の働きによって静脈血液を還流させる。

## 3. 血管の構造

　動脈は，心臓から全身へ血液を循環させる血管で，血圧に耐えられるよう丈夫な構造になっている。内膜，中膜，外膜の3層からなり，内膜は単層扁平の内皮細胞，中膜は平滑筋と弾性線維，外膜は膠原線維を主とする結合組織でできている。

　静脈も3層からなるが，心臓に戻る血液を運ぶため圧は小さく，中膜は薄くて筋組織や弾性線維は少ない。血液の逆流を防ぐために静脈弁[\*3]がところどころにある。

　毛細血管は細く，網の目のように体組織に分布する。壁は1層の内皮細胞と周皮細胞で構成され，血液と組織間で栄養素⇔老廃物，酸素⇔二酸化炭素が交換される。

## 4. 動脈系，静脈系，リンパ系

### 1）動脈系

　体循環の動脈系（図5-5）は，左心室から出る大動脈にはじまる。大動脈は上行大動脈として上行し，やがて弓のように曲がる大動脈弓に移行してから，下方に向かう下行大動脈となる。下行大動脈は，横隔膜を境に，胸部の胸大動脈，腹部の腹大動脈に区別される。

　上行大動脈からは，左右の冠状動脈が出て，心臓へ酸素や栄養を供給する。大動脈弓からは，頭部と上肢へ動脈血液を運ぶ動脈が分岐する。胸大動脈は上半身に，腹大動脈は下半身へと動脈血液を送り込む。

## 2) 静脈系

静脈系（図5-5）は，全身組織を循環した血液を心房に戻す経路である。静脈系には，動脈に沿って体の奥深くを走る深静脈と，動脈とは無関係に皮下組織内を走行する皮静脈とがある。

横隔膜から上にある上半身からの血液は上大静脈に，下半身からの血液は下大静脈にそれぞれ集められ，左心房から心臓に流れこむ。

特殊な静脈系に門脈[*4]がある。門脈は，胃から直腸までの消化管，膵臓，胆嚢，脾臓からの静脈血液を集めて，心臓に返さずに，肝門から肝臓に入る静脈である。肝臓内で毛細血管となって肝臓に分布し，消化管で吸収された栄養素を肝細胞に運ぶ（図4-9, 10）。

## 3) リンパ系

リンパ系（図5-6）は，リンパ液を運ぶリンパ管の集団である。全身の毛細リンパ管からはじまり，途中でリンパ節を介在しつつ，全身の各部分のリンパ管が集まってリンパ本幹となり，左右の静脈角から上大静脈に流れこむ。腹部と下半身のリンパを集めるリンパ本幹を胸管と呼ぶ。

# 5. 血圧調節の機序

血圧は血液循環を正常に保つのに重要であり，恒常性を維持するように調節されている。主な調節機序は，神経性調節と体液性調節である（図5-7）。

## 1) 神経性調節

神経性調節は，主として自律神経によって行われる。交感神経が緊張すると，心機能が亢進し，末梢血管を収縮して，血圧が上昇する。一方，副交感神経は血圧が低下するように働く。

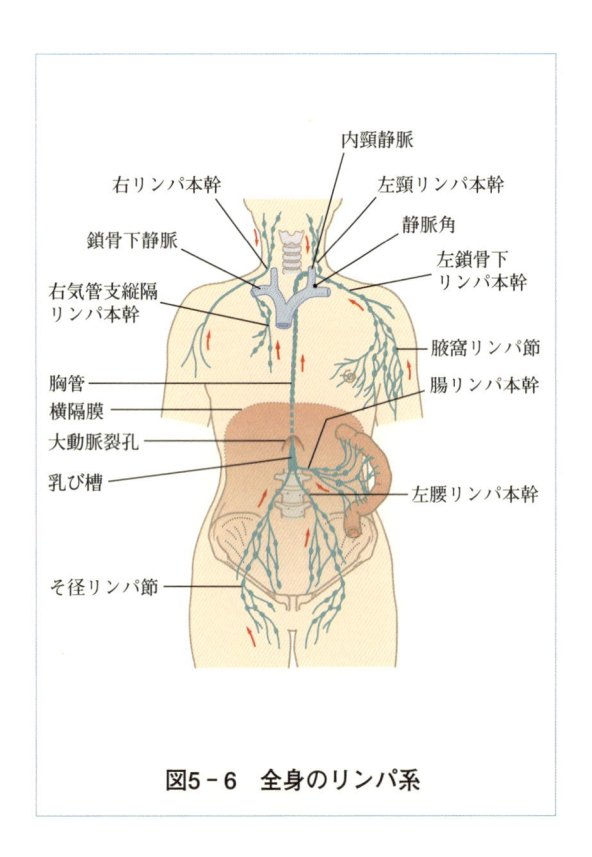

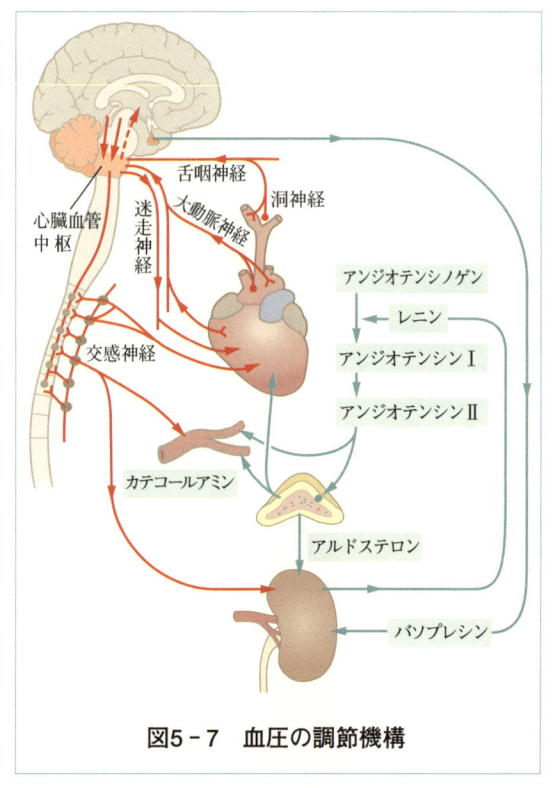

図5-6　全身のリンパ系

図5-7　血圧の調節機構

また，頸動脈洞と大動脈弓にある圧受容器が血圧をモニターし，血圧に変化があると延髄の心臓血管中枢に情報を伝え，心臓反射によって心拍出量や心拍数を調整して血圧を調整する。

　このほか，激怒や興奮などの感情によっても血圧は変動する。

### 2）体液性調節

　血圧はアドレナリンなど副腎髄質ホルモンや，レニン‐アンジオテンシン系によっても調節されている。

　交感神経が興奮すると，副腎髄質からアドレナリンとノルアドレナリンが分泌され，心機能が亢進し，末梢血管が収縮して血圧が上昇する。

　血圧が低下して腎血流が減少すると，腎糸球体の輸入細動脈付近にある傍糸球体装置からレニン分泌が高まる。レニンは血中のアンジオテンシノゲンに作用してアンジオテンシンⅠを産生する。アンジオテンシンⅠはアンジオテンシンⅠ変換酵素によってアンジオテンシンⅡとなり，血管を収縮させる。さらにアンジオテンシンⅡは副腎皮質からのアルドステロン分泌を促進させ，腎尿細管からのナトリウムと水分の再吸収を促進し，循環血液量が増す。これらの結果，血圧が上昇する。

　また，循環血液量が減少して血圧が低下すると，下垂体後葉からバソプレシン（抗利尿ホルモン）が分泌され，腎集合管での水分再吸収を促進して循環血液量を増加させ，血圧を高める。

---

**＊4　門脈**

門脈とは，本来は毛細血管網と毛細血管網との間を連絡する静脈をさし，肝門脈と下垂体門脈とがある。一般には，腹部臓器からの静脈血を肝臓に送る肝門脈を門脈と呼ぶ。

## ◆ 演習問題

**問題1．** 左心房と左心室の間にあって血液の逆流を防ぐ弁膜はどれか。

  (a) 三尖弁    (b) 肺動脈弁    (c) 僧帽弁
  (d) 大動脈弁   (e) 静脈弁

**問題2．** 体循環で正しいのはどれか。

  (a) 左心室 → 大動脈 → 全身 → 大静脈 → 右心房
  (b) 左心室 → 肺動脈 → 全身 → 肺静脈 → 右心房
  (c) 右心室 → 肺動脈 → 肺　 → 肺静脈 → 左心房
  (d) 右心室 → 大動脈 → 肺　 → 大静脈 → 左心房
  (e) 右心室 → 肺動脈 → 全身 → 大静脈 → 右心房

**問題3．** 血圧を下げる働きがあるのはどれか。

  (a) 交感神経   (b) 副交感神経  (c) アドレナリン
  (d) アンジオテンシン (e) ノルアドレナリン (f) レニン

◎解　答

問題1．(c) ▶ p.50参照
問題2．(a) ▶ p.51参照
問題3．(b) ▶ p.54参照

# chapter 6 腎・尿路系

〈学習のポイント〉
① 腎臓は老廃物を排泄し，体液量，血漿浸透圧，酸塩基平衡などのホメオスタシス維持に重要な働きをする。
② 腎臓では血圧の調節に重要なレニンや，赤血球造血を促進するエリスロポエチンなどもつくられる。
③ 人体には体重の約60％の体液があり，40％は細胞内液，15％は組織間液，5％は血漿である。
④ 血清カルシウム値は，消化吸収，骨代謝，尿細管での再吸収によって調節され，これらの調節に副甲状腺ホルモン，ビタミンD，カルシトニンなどが関わる。
⑤ 腎に作用して，水，電解質などの調節を行うホルモンや血管作動性物質として，アルドステロン，バソプレシン，心房性ナトリウム利尿ペプチドなどがある。

腎臓は，代謝で生じた老廃物や不用となった分解産物を尿として生成し，尿管，膀胱，尿道を経て体外に排泄する。腎臓は尿を生成することによって，

① 血中の不用産物や有害物質の除去
② 血漿浸透圧の調節
③ 細胞外液量の調節
④ 血液pHの調節
⑤ 血漿組成の調節

などを行い，ホメオスタシスの維持に重要な役割を果たしている。また，ホルモンや生理活性物質を産生して，血圧調節や造血にも重要な働きをしている。

## 1. 腎臓の構造と機能

腎臓はソラマメのような形をした実質臓器で，腹腔の背側上方で，脊柱の両側に一対ある（図6-1）。長さは約10～12cm，幅は約5cm，厚さは約3cm，重さは約120～130gである。腎臓の上方には副腎がある。

腎臓の内側面にある腎門には腎動脈，腎静脈，尿管が出入りしている。腎臓は外側の皮質と内部の髄質とに分けられ，皮質には尿を産生する腎小体と尿細管があり，髄質には尿細管と集合管がある（図6-2）。

腎臓で尿を生成する機能単位は，腎小体と尿細管からなるネフロンで，左右の腎臓にそれぞれ100万～150万個ずつある。腎小体は毛細血管が糸まり状になった糸球体と，それを包むボウマン囊からなり，毛細血管から血液が濾過されて水と老廃物が尿細管へと排泄される（図6-3）。尿細管は細くて長い管で，腎小体から出て，まず迂曲し（近位尿細管），いったん髄質まで下行してループをつくり（ヘンレのわな；係蹄），再び皮質まで上行して遠位尿細管となる。複数の遠位尿細管が集まって集合管となり，さらに太さを増して乳頭管となって腎盂に開口する。

腎盂からは，尿管が出て，尿を膀胱に集める。そして排尿機能によって尿道を通って尿が体外に排泄される。

糸球体の濾過膜では，低分子量の物質はかんたんに素通りするが，分子量が約6万9,000のアルブミンや約6万8,000のヘモグロビンはわずかに濾過されるだけで，分子量が7～8万以上の物質は濾過されず血中にとどまる。糸球体から濾過された液体成分は原尿と呼ばれ，1日におよそ180L濾過される。原尿の約99％は尿細管で再吸収され，尿としては最終的に約1.5Lほどになる。

図6-1　腎・尿路系の構造（男性）

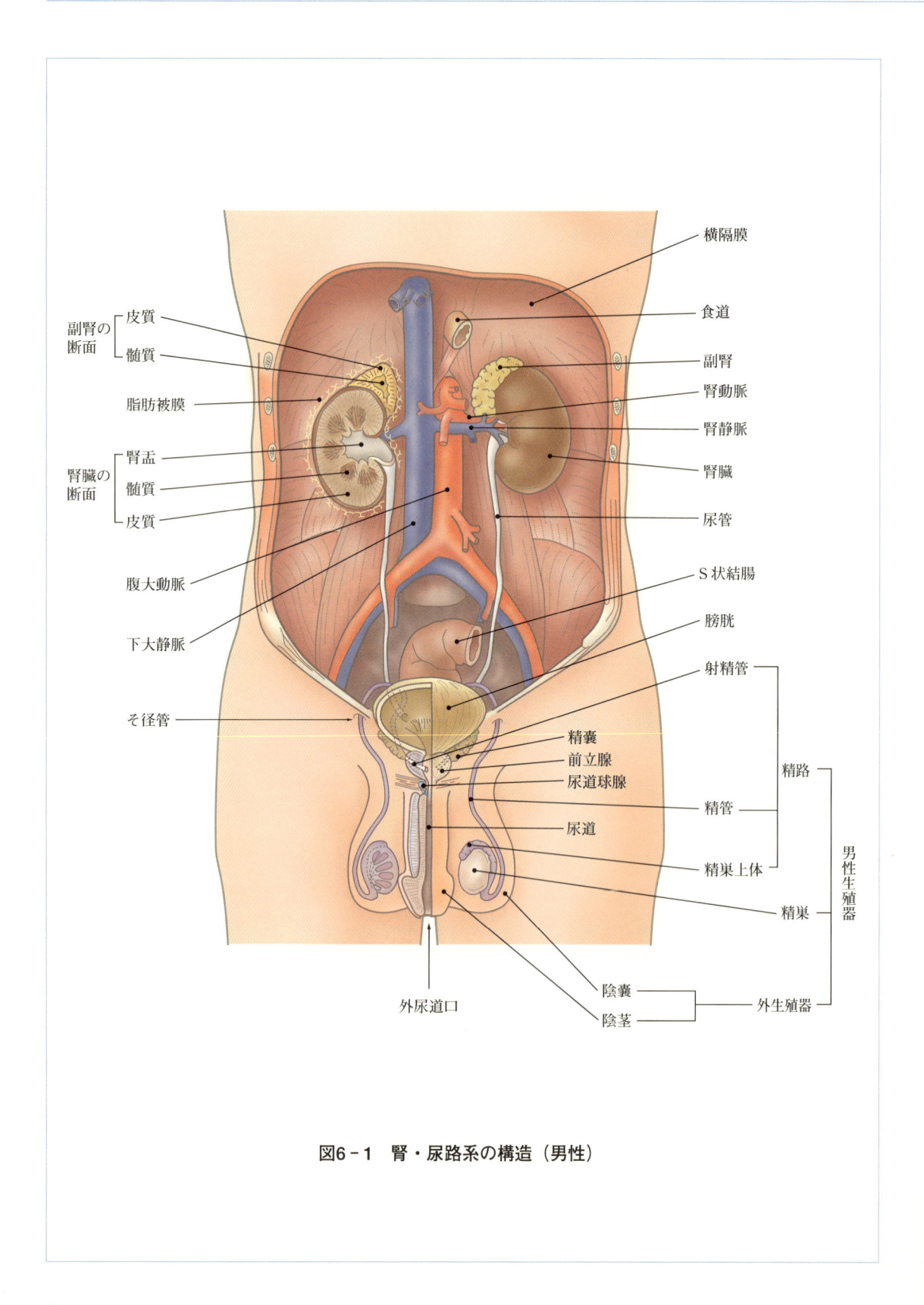

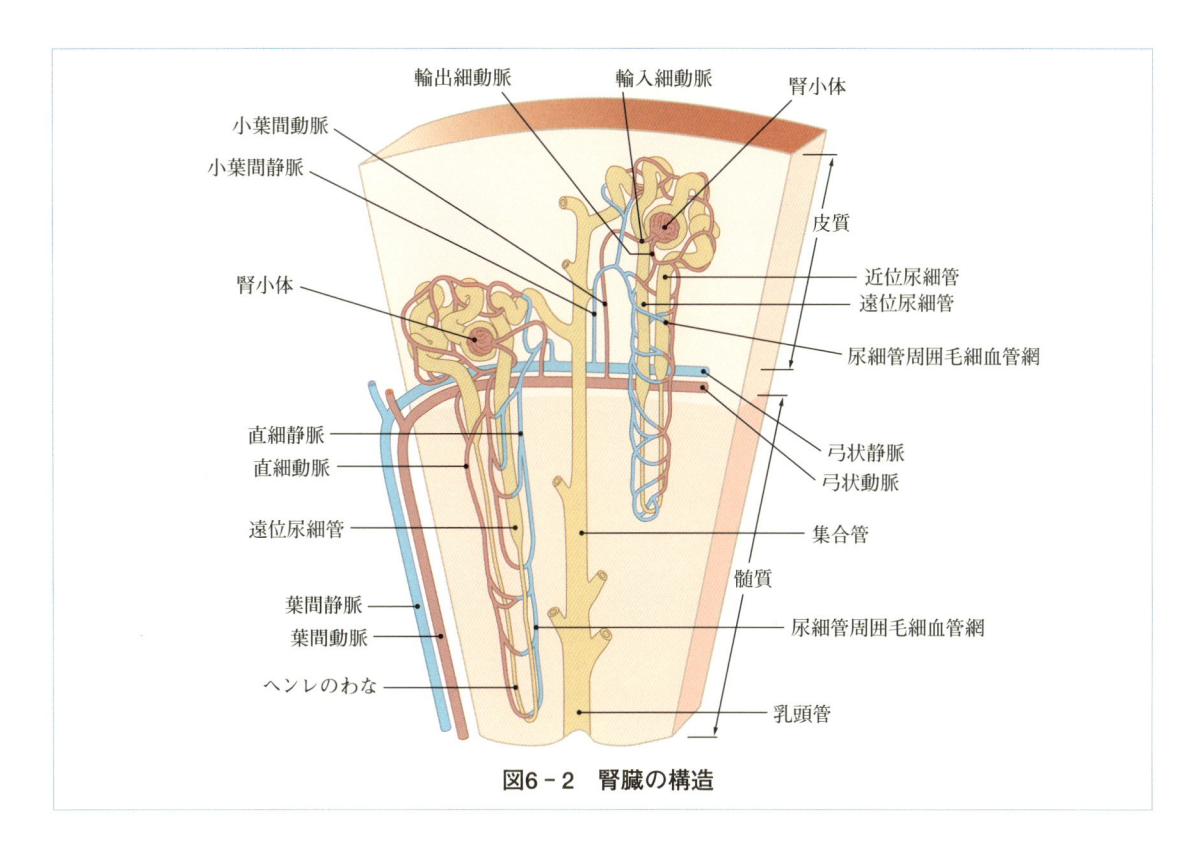

chapter6 ● 腎・尿路系

図6-2　腎臓の構造

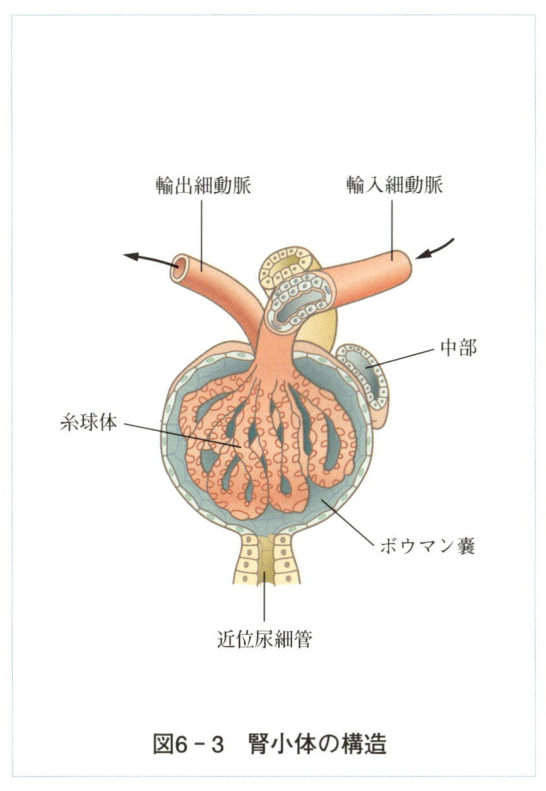

図6-3　腎小体の構造

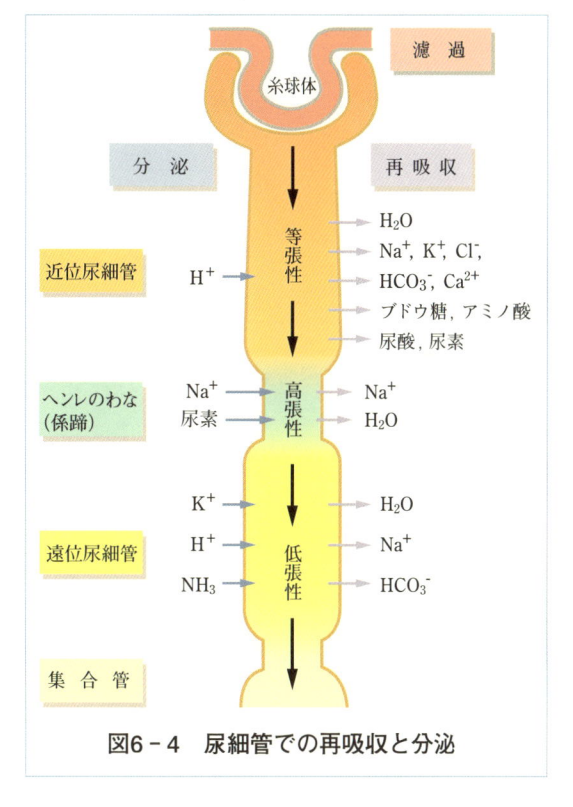

図6-4　尿細管での再吸収と分泌

原尿は尿細管を通る間に，水分やからだに必要な物質が再吸収され，一方では不要な物質が分泌される。近位尿細管と遠位尿細管のそれぞれにおいて，種々の物質が再吸収もしくは分泌される（図6-4）。近位尿細管では，水（$H_2O$），ナトリウムイオン（$Na^+$），塩素イオン（クロールイオン；$Cl^-$），重炭酸イオン（$HCO_3^-$），尿素などが再吸収される。遠位尿細管からは，カリウムイオン（$K^+$），水素イオン（$H^+$），アンモニア（$NH_3$）などが尿中に分泌される。電解質を再吸収したり分泌することにより，体液量や酸塩基平衡が保たれる。

腎臓は，尿を生成して排泄する作用のほか，種々のホルモンや生理活性物質を産生して分泌し，生体の機能に重要な役割を果たしている。傍糸球体細胞からはレニンが分泌され，血圧の調節や体液量の維持に関与する。また，赤血球をつくるのに必須のエリスロポエチン[*1]も分泌され，近位尿細管ではビタミンDの活性化も行われる。

### 表6-1 人体の成分比率

| 液体成分(体液) 60% | 細胞内液 | | 40% |
|---|---|---|---|
| | 細胞外液 | 組織間液 | 15% |
| | | 血漿 | 5% |
| 固形成分 40% | タンパク質 | | 18% |
| | 脂質 | | 15% |
| | 塩類 | | 7% |

## 2. 体液の量，組成，浸透圧

### 1）体液の量

人体には，体重の約60％の水，すなわち体液が含まれる（表6-1）。

体液は，体重の約40％を占める細胞内液と，約20％の細胞外液とに分けることができる。細胞外液は，体重の約15％を占める組織間液と，約5％の血漿とに分けられる。これらは互いに移行して平衡が保たれている。

### 2）体液の組成

体液にはさまざまな濃度の電解質が含まれる。細胞内液には主としてカリウムイオン（$K^+$），リン酸イオン（$HPO_4^-$）が，細胞外液には主にナトリウムイオン（$Na^+$），塩素イオン（クロールイオン；$Cl^-$），重炭酸イオン（$HCO_3^-$）が多く含まれる（図2-11）。これらの電解質は生体活動をスムーズに営むうえで重要な役割を果たしており，ホルモン，自律神経系，血管作動物質，呼吸器での酸塩基平衡調節などによって比較的狭い範囲に維持されている。

### 3）体液の浸透圧

血漿浸透圧は280～290mOsm/kg$H_2O$の範囲に調節されている。血漿浸透圧はナトリウム（Na）などの電解質，ブドウ糖，尿素で規定され，次のような関係が成り立つ。

血漿浸透圧＝2×Na(mEq/L)
　　　　　＋ブドウ糖(mg/dL)/18
　　　　　＋尿素窒素(mg/dL)/2.8

### 表6-2 水分の収支（1日）

| 水の排出（mL） | | 水の摂取（mL） | |
|---|---|---|---|
| 尿 | 約1,500 | 食物 | 約800 |
| 不感蒸泄（呼吸，皮膚） | 約600 | 飲水 | 約1,100 |
| 便　その他 | 約100 | 代謝活動 | 約300 |
| 計 | 約2,200 | 計 | 約2,200 |

*1 エリスロポエチン
腎臓の傍糸球体細胞から産生される分子量約3.4万の糖タンパク質で，赤血球造血を促進するホルモン作用がある。慢性腎臓病患者ではエリスロポエチンの産生が低下し貧血となる。これを腎性貧血といい，遺伝子組み換え技術でつくられるエリスロポエチン製剤が治療薬剤として有効である。

*2 バソプレシン
視床下部で合成されて下垂体後葉に貯留された後，血中へ分泌される9個のアミノ酸からなるペプチドホルモンである。腎の遠位尿細管や集合管に作用して水再吸収（抗利尿）作用を示す。尿崩症ではこのホルモンの分泌が障害され，多量の尿が出て脱水になる。

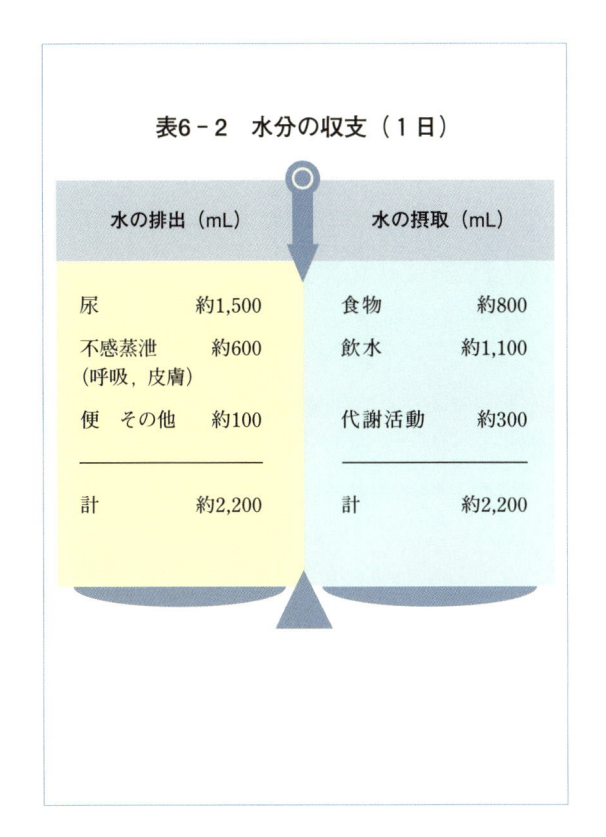

## 3. 水，電解質，酸塩基平衡の調節機構

### 1）水の代謝，調節

　水は，飲水や食事によって毎日約2,200mLが摂取され，一方では尿や不感蒸泄によってほぼ同じ量が失われる。こうして体液量はほぼ一定に保たれる（表6-2）。

　水分の喪失が増して血漿浸透圧が上昇すると，下垂体後葉からバソプレシン*2が放出され，腎臓の遠位尿細管や集合管に働きかけて水分の再吸収を促進する。また，浸透圧の変化は視床下部にある浸透圧受容器で感知され，口渇中枢が飲水量を増やすように指示する。これらの結果，水分量は一定に保たれ，血漿浸透圧も維持される。

　また，水分の喪失に伴って循環血漿量が減少すると，レニン-アンジオテンシン系が働いて血管を収縮させて血圧を上昇させる（図2-12）。さ

らに副腎皮質からアルドステロンが分泌され，腎臓におけるナトリウムイオン（Na⁺）と水の再吸収が高まり，循環血漿量が増える。

　一方，水分を過剰にとって循環血漿量が増加した場合には，バソプレシンやアルドステロンの放出が減らされ，余分の体液が排出される。それとともに，心房性および脳ナトリウム利尿ペプチドによってナトリウムが尿中に排泄される。こうして循環血漿量が減少する。

### 2）電解質の代謝，調節

　ナトリウムイオン（Na⁺）は，水の代謝，調節と同じメカニズムで調節されている。

　カリウムイオン（K⁺）は，食物や飲料水からほぼ100mmolが摂取され，同じ量が尿，便，汗などに排泄されている。排泄量の約90％は尿中に排出され，尿中への排泄はK⁺の摂取量，アルドステロン，遠位尿細管での濾過液量などによって左右される。

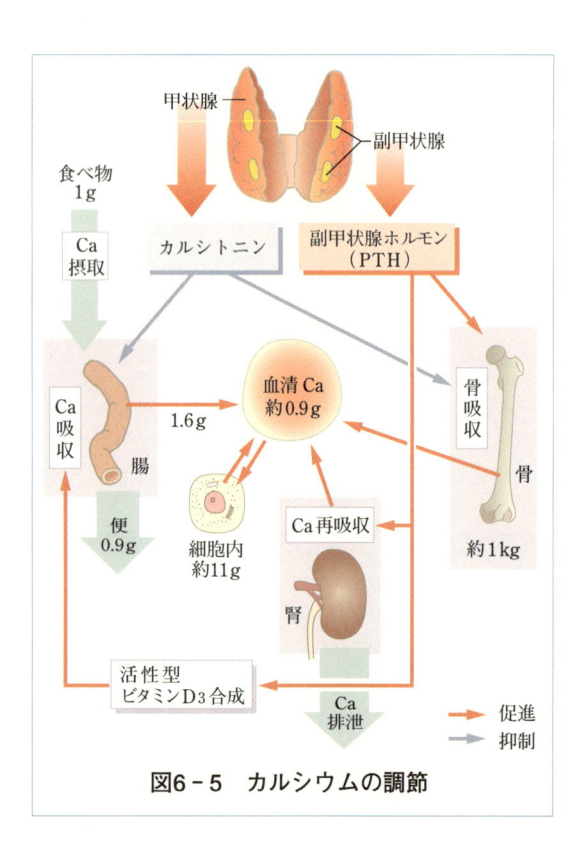

　塩素イオン（クロールイオン；$Cl^-$）は$Na^+$と同じく，糸球体で濾過された後，尿細管で再吸収される。尿細管での再吸収は重炭酸イオン（$HCO_3^-$）と競合し，$HCO_3^-$の再吸収が増加すると$Cl^-$の再吸収は減少し，$HCO_3^-$の再吸収が減少すると$Cl^-$の再吸収が増加する。

　$HCO_3^-$は酸塩基平衡の調節に重要な働きをする電解質である。食事や体内の代謝で産生された硫酸，リン酸，有機酸などの酸は$HCO_3^-$を消費し，腎から排出される。また，血中の$HCO_3^-$が不足しないように，尿細管から再吸収される。

　カルシウムは体内におよそ1kgあり，その約99％は骨に，約1％は細胞内に，残りのわずか0.1％が細胞外液中にある。$Ca^{2+}$は血液凝固，神経伝達，筋収縮，ホルモン刺激などの重要な機能にかかわる。食物などから摂取する$Ca^{2+}$の約20％が下部小腸から吸収され，ほぼ同じ量が尿中に排泄される。血中カルシウムの半分はタンパク質（とくにアルブミン）と結合しており，残りのイオン化した$Ca^{2+}$が生理機能に関与する。血清カルシウム値は，腸管からの消化吸収，骨代謝，尿細管からの再吸収によってほぼ一定に保たれ，この調節には，副甲状腺ホルモン（PTH），ビタミンD[*3]，カルシトニンなどがかかわっている（図6-5）。

### 3）酸塩基平衡の代謝，調節

　酸性もしくは塩基性の物質は，食物によって摂取されたり，また体内での代謝活動で産生されたりする。たとえば，生体内では栄養素が酸化される結果として二酸化炭素（$CO_2$）が多く放出される。酸化によって生じる$CO_2$は，

$$CO_2 + H_2O \leftrightarrow H_2CO_3 \leftrightarrow H^+ + HCO_3^-$$

という反応で水素イオン（$H^+$）を発生する。ま

**図6-5　カルシウムの調節**

た，タンパク質の代謝によってリン酸，硫酸，有機酸などの酸が産生され，これらも$H^+$を発生し，体液のpHが下がるように働く。

しかし，酸や塩基が体内に摂取されたり産生されるにもかかわらず，生体では代謝活動がスムーズに行われるよう，動脈血液のpHは常に7.4前後に保たれる。このように酸塩基平衡が保たれるためには，体液緩衝系，肺，腎臓による調節のしくみがある。

体液緩衝系としては，血漿中の重炭酸系，無機リン酸系，血漿タンパク系などがある。これらは体内で発生した$H^+$を吸収して，中和する。

肺からは体内で発生した$CO_2$が呼吸によって排出され，pHが下がるのを防ぐ。また，腎臓では尿細管細胞が$H^+$を尿中に分泌する際に，重炭酸イオン（$HCO_3^-$）が再吸収される。そして，血中に放出された$HCO_3^-$が$H^+$を吸収して中和する。

\*3 ビタミンD
ビタミンDは肝臓で水酸化を受けて25-ヒドロキシビタミンDとなり，さらに腎臓で1位に水酸化を受けて活性型となる。活性型ビタミンDは小腸に作用し，カルシウムの吸収を促進する。

## 4．腎に作用するホルモン，血管作動性物質

腎に作用して水，電解質や，酸塩基平衡などを調節するホルモンや血管作動性物質には次のようなものがある。

### ① アルドステロン
副腎皮質から分泌され，主として遠位尿細管に作用し，ナトリウムイオン（$Na^+$）を再吸収してカリウムイオン（$K^+$）を排泄する。

### ② バソプレシン（抗利尿ホルモン）
遠位尿細管と集合管に作用し，水の再吸収を促進する。

### ③ 心房性ナトリウム利尿ペプチド（ANP）
心房から分泌され，遠位尿細管に働いて$Na^+$再吸収を抑制する。また血管を拡張して血圧を下げる。

④ 脳ナトリウム利尿ペプチド（BNP）
　視床下部で生成され，主に遠位尿細管に働いて$Na^+$再吸収を抑制し，ナトリウム利尿を起こす。
⑤ 副甲状腺ホルモン（PTH）
　尿中へのリンの排泄を促進する。
⑥ 甲状腺ホルモン
　腎糸球体の濾過亢進，代謝産物の排泄亢進，水の再吸収抑制，尿量の増加などの作用がある。

## ◆ 演習問題

**問題1.** 腎臓の働きでないのはどれか。
- (a) 尿素の産生
- (b) 体液量の調節
- (c) 老廃物の排泄
- (d) 血液pHの調節
- (e) 血漿浸透圧の調節

**問題2.** 体液は体重のおよそ何％か。
- (a) 5％
- (b) 20％
- (c) 40％
- (d) 60％
- (e) 80％

**問題3.** 血清カルシウム濃度を下げる働きがあるのはどれか。
- (a) エリスロポエチン
- (b) カルシトニン
- (c) バソプレシン
- (d) ビタミン$D_3$
- (e) 副甲状腺ホルモン

**問題4.** 遠位尿細管に働いて，ナトリウムイオン再吸収とカリウムイオン排泄を促進する副腎皮質ホルモンはどれか。
- (a) バソプレシン
- (b) アルドステロン
- (c) ソマトスタチン
- (d) 脳ナトリウム利尿ペプチド（BNP）
- (e) 心房性ナトリウム利尿ペプチド（ANP）

◎解　答
問題1．(a) ▶ p.57参照
問題2．(d) ▶ p.60参照
問題3．(b) ▶ p.62参照
問題4．(b) ▶ p.63参照

# chapter 7  内分泌系

〈学習のポイント〉

① ホルモンには，タンパク・ペプチドホルモン，アミン・アミノ酸誘導体ホルモン，ステロイドホルモンなどがある。
② 視床下部からは，副腎皮質刺激ホルモン放出ホルモン（CRH），性腺刺激ホルモン放出ホルモン（GnRH），甲状腺刺激ホルモン放出ホルモン（TRH），成長ホルモン放出ホルモン（GHRH），ソマトスタチン（SS）が分泌される。
③ 下垂体前葉からは，成長ホルモン（GH），甲状腺刺激ホルモン（TSH），副腎皮質刺激ホルモン（ACTH），性腺刺激ホルモン（FSH，LH），プロラクチン（PRL）が分泌される。
④ 下垂体後葉からは，バソプレシン（抗利尿ホルモン；ADH），オキシトシンが分泌される。
⑤ 甲状腺からは甲状腺ホルモン，カルシトニンが分泌される。
⑥ 副甲状腺からは，副甲状腺ホルモン（パラソルモン；PTH）が分泌される。
⑦ 副腎からは，副腎皮質ホルモン（電解質コルチコイド，糖質コルチコイド，副腎性アンドロゲン）と副腎髄質ホルモン（アドレナリン，ノルアドレナリン）が分泌される。

## 1．ホルモン

ホルモンは，内分泌腺（図2-13）から分泌されて作用を発揮する微量の化学物質である。血液を介して標的臓器に運ばれて，特異的なレセプター（受容体）と結合し，細胞内の代謝に影響を及ぼす。ホルモンは内部環境の恒常性維持，エネルギー代謝，発育と成長，性の分化と生殖など，生体の重要な機能を調節する。

### 1）ホルモンの分類，構造

生体内では，多くのホルモンが分泌されている（表7-1）。これらのホルモンは，化学構造から，タンパク・ペプチドホルモン，アミン・アミノ酸誘導体ホルモン，ステロイドホルモン，そのほか，に分類できる。

#### （1）タンパク・ペプチドホルモン

多数のアミノ酸が連なったペプチドからできるホルモンで，視床下部ホルモン，下垂体前葉ホルモン，膵臓ホルモン，消化管ホルモンなどが該当する。

#### （2）アミン・アミノ酸誘導体ホルモン

アミノ酸2分子が縮合した甲状腺ホルモンと，アミノ酸1分子の誘導体である副腎髄質ホルモン（カテコールアミン）がある。

#### （3）ステロイドホルモン

コレステロールの誘導体で，副腎皮質ホルモン，性ホルモン，活性型ビタミン$D_3$などが該当する。

#### （4）そのほか

プロスタグランジン，一酸化窒素（NO），サイトカイン，成長因子など上記の構造に当てはまらないものである。これらは従来のホルモンの概念と異なり，細胞間における情報伝達に関与する。

### 2）作用機序

ホルモンは標的細胞の細胞膜または細胞内（核内）にある特異的な受容体と結合し，シグナル伝達への転換が行われ，最終的なホルモンの作用発現を発揮する。

#### （1）細胞膜受容体

ペプチドホルモン，カテコールアミンは膜受容体と結合する。ホルモンが膜受容体に結合すると，セカンドメッセンジャーと呼ばれる細胞内伝達物質（cAMPなど）を介して情報が細胞質や核に伝えられ，DNA・RNA合成，タンパク質合成，細胞内物質の輸送などの生物効果が発現される（図7-1-a）。

## 表7-1 代表的なホルモン

| 分泌臓器 | | | ホルモンの名称 | 英語名（略称） | 主な作用 |
|---|---|---|---|---|---|
| 視床下部 | 前葉ホルモン | 放出ホルモン | 成長ホルモン放出ホルモン | growth hormone-releasing hormone (GHRH, GRH) | GHの分泌を刺激 |
| | | | プロラクチン放出ホルモン | prolactin-releasing hormone (PRH) | プロラクチンの分泌を刺激 |
| | | | 甲状腺刺激ホルモン放出ホルモン | TSH-releasing hormone (TRH) | TSHの分泌を刺激 |
| | | | 副腎皮質刺激ホルモン放出ホルモン | corticotropin-releasing hormone (CRH) | ACTHの分泌を刺激 |
| | | | 性腺刺激ホルモン放出ホルモン | gonadotropin-releasing hormone (GnRH), luteinizing hormone releasing hormone (LHRH) | LHとFSHの分泌を刺激 |
| | 前葉抑制ホルモン | | ソマトスタチン（成長ホルモン抑制ホルモン） | somatostatin (SS) | GHの分泌を抑制 |
| | | | プロラクチン抑制ホルモン | prolactin-inhibiting hormone (PIH) | プロラクチンの分泌を抑制 |
| 下垂体 | 前葉 | | 成長ホルモン | growth hormone (GH), somatotropic hormone | 身体成長促進 |
| | | | プロラクチン | prolactin (PRL) | 乳汁分泌と母性行動を刺激 |
| | | | 甲状腺刺激ホルモン | thyroid-stimulating hormone (TSH) | 甲状腺ホルモンの分泌を刺激 |
| | | | 副腎皮質刺激ホルモン | adrenocorticotropic hormone (ACTH) | 副腎皮質ホルモンの分泌を刺激 |
| | | ゴナドトロピン（性腺刺激ホルモン） | 卵胞刺激ホルモン | follicle-stimulating hormone (FSH) | 女性：卵胞の発育を刺激<br>男性：精子形成を刺激 |
| | | | 黄体形成ホルモン（女性）<br>間質細胞刺激ホルモン（男性） | luteinizing hormone (LH)<br>interstitial cell-stimulating hormone (ICSH) | 女性：排卵の誘起と卵胞の黄体化<br>男性：アンドロゲンの分泌を刺激 |
| | 後葉 | | バソプレシン | vasopressin (VP), antidiuretic hormone (ADH) | 水分保持を促進 |
| | | | オキシトシン | oxytocin | 子宮筋の収縮，乳汁射出 |
| 甲状腺 | 濾胞細胞 | | サイロキシン（チロキシン） | thyroxine, tetraiodothyronine ($T_4$) | 熱量産生作用と酸素消費増加 |
| | 細胞 | | カルシトニン | calcitonin | 骨の再吸収抑制，血中$Ca^{2+}$の低下 |
| 副甲状腺（上皮小体） | | | 副甲状腺ホルモン（パラソルモン） | parathormone (PTH) | 骨の再吸収促進，血中$Ca^{2+}$の増加，Pの低下 |
| 心臓 | | | 心房性ナトリウム利尿ペプチド | α-human atrial natriuretic polypeptide (α-hANP) | 腎遠位尿細管のNa再吸収抑制，血管拡張 |
| 膵ランゲルハンス島 | α細胞 | | グルカゴン | glucagon | 血糖上昇，糖尿病 |
| | β細胞 | | インスリン | insulin | 血糖低下，低血糖 |
| | δ細胞 | | ソマトスタチン | somatostatin | グルカゴン，インスリンの分泌を抑制 |
| 副腎 | 皮質 | | 電解質コルチコイド | mineral corticoid (aldosterone など) | $Na^+$の保持と$K^+$の排出促進，細胞外液量を増加，血圧上昇，水の再吸収の促進 |
| | | | 糖質コルチコイド | glucocorticoid (cortisol, corticosterone など) | 肝の糖新生促進，血糖上昇，タンパク・脂肪分解，水利用促進 |
| | 髄質 | | アドレナリン | adrenalin (epinephrine) | 心機能亢進，血糖上昇 |
| | | | ノルアドレナリン | noradrenalin (norepinephrine) | 末梢血管収縮による血圧上昇 |
| 腎臓 | | | レニン | renin | アンジオテンシン生成を刺激してアルドステロンの分泌を刺激 |
| | | | エリスロポエチン | erythropoietin | 骨髄の赤血球生成を刺激 |
| 生殖器 | 卵巣 | | 卵胞ホルモン（エストロゲン） | estrogen (estradiol, estriol, estrone など) | 卵胞の発育，子宮内膜の増殖，乳腺腺胞の発育，女性二次性徴 |
| | | | 黄体ホルモン（プロゲスチン） | progestin (progesterone など) | 妊娠の成立維持，乳腺細胞の発育 |
| | 精巣 | | 男性ホルモン（アンドロゲン） | androgen (testosterone など) | 男性二次性徴，性行動を促進 |
| 胎盤 | | | ヒト絨毛性ゴナドトロピン | human chorionic gonadotropin (hCG) | LH作用に類似，妊娠黄体の生成誘発と維持 |

図7-1 ホルモンの作用機序

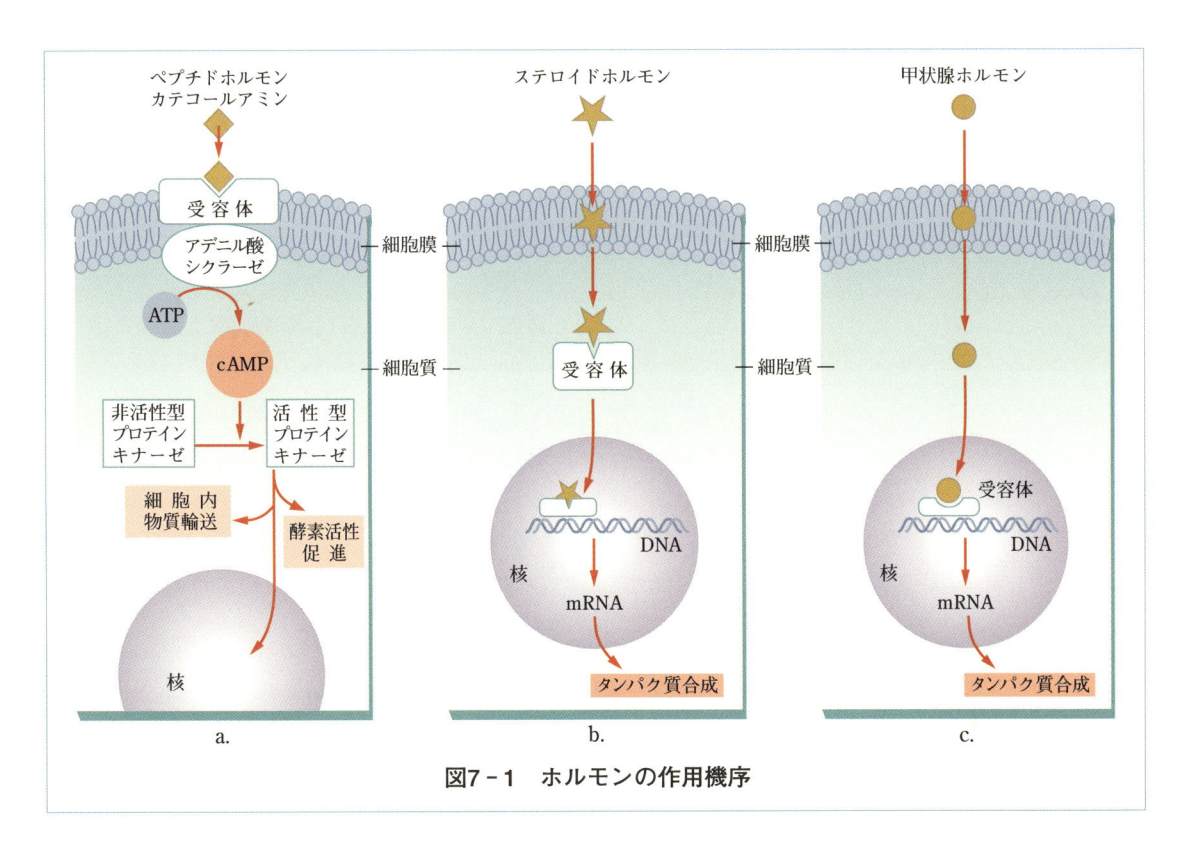

## (2) 細胞内受容体

ステロイドホルモン，甲状腺ホルモンなどは細胞膜を通過して細胞内に入り，細胞質または核内にある受容体と結合する。ホルモンと受容体が結合した複合体が核内においてDNAのホルモン応答部位に結合し，その遺伝子に影響を与えて作用を発揮する（図7-1-b, c）。

## 3）ホルモン分泌の調節機構

ホルモンはごく微量で生体の機能を微妙に調節しており，分泌が少なくても，多すぎても，生体の機能が障害される。たとえば成長ホルモンの分泌が少ないと低身長症に，多いと高身長症や先端巨大症になる。このため，ホルモンの産生，分泌はフィードバック機構によって調節されている（図7-2）。

甲状腺，副腎，性腺などの内分泌腺は，上位にある視床下部や下垂体の影響を受けてホルモンを

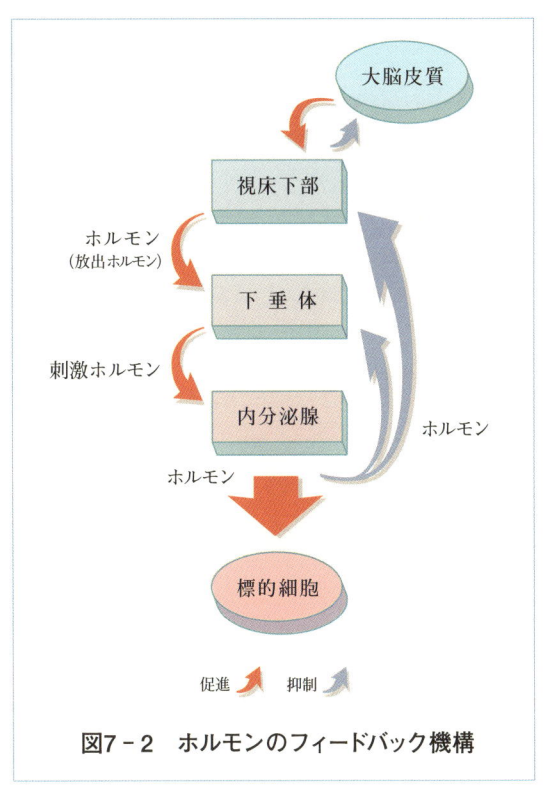

図7-2 ホルモンのフィードバック機構

分泌する。分泌されたホルモンは上位内分泌器官に働きかけ，上位内分泌器官からのホルモン分泌を抑えたり，促進したりする。このようなフィードバック機構により，血中のホルモン濃度が適切に保たれている。

## 2. 内分泌器官と分泌ホルモン

### 1）視床下部

視床下部（図7-3）は大脳と中脳の間の間脳にあり，自律神経機能の中枢として体温，食欲，性欲，日内リズムなど動物的な感情や本能に関連する。視床下部は大脳皮質からの情報や下位内分泌腺からのフィードバックなどを受けながら，下垂体ホルモンの分泌を促進する放出ホルモンと，分泌を抑制する抑制ホルモンを分泌し，ホルモン分泌を調整する中心的な役割がある（図7-3）。

① **副腎皮質刺激ホルモン放出ホルモン（CRH）**

41個のアミノ酸からなり，副腎皮質刺激ホルモン（ACTH）の合成と分泌を刺激する。

② **性腺刺激ホルモン放出ホルモン**
　（ゴナドトロピン放出ホルモン；GnRH, LHRH）

10個のアミノ酸からなるペプチドホルモンで，黄体形成ホルモン（LH）と卵胞刺激ホルモン（FSH）の合成，分泌を促進する。

③ **甲状腺刺激ホルモン放出ホルモン（TRH）**

3個のアミノ酸からなり，甲状腺刺激ホルモン（TSH）とプロラクチン（PRL）の分泌を促進する。

④ **成長ホルモン放出ホルモン（GHRH）**

44個のアミノ酸からなり，成長ホルモン（GH）の分泌と合成を促進する。

⑤ **ソマトスタチン**
　（成長ホルモン抑制ホルモン；SS, GHIH）

14個のアミノ酸からなり，GHとTSHの分泌を抑制する。

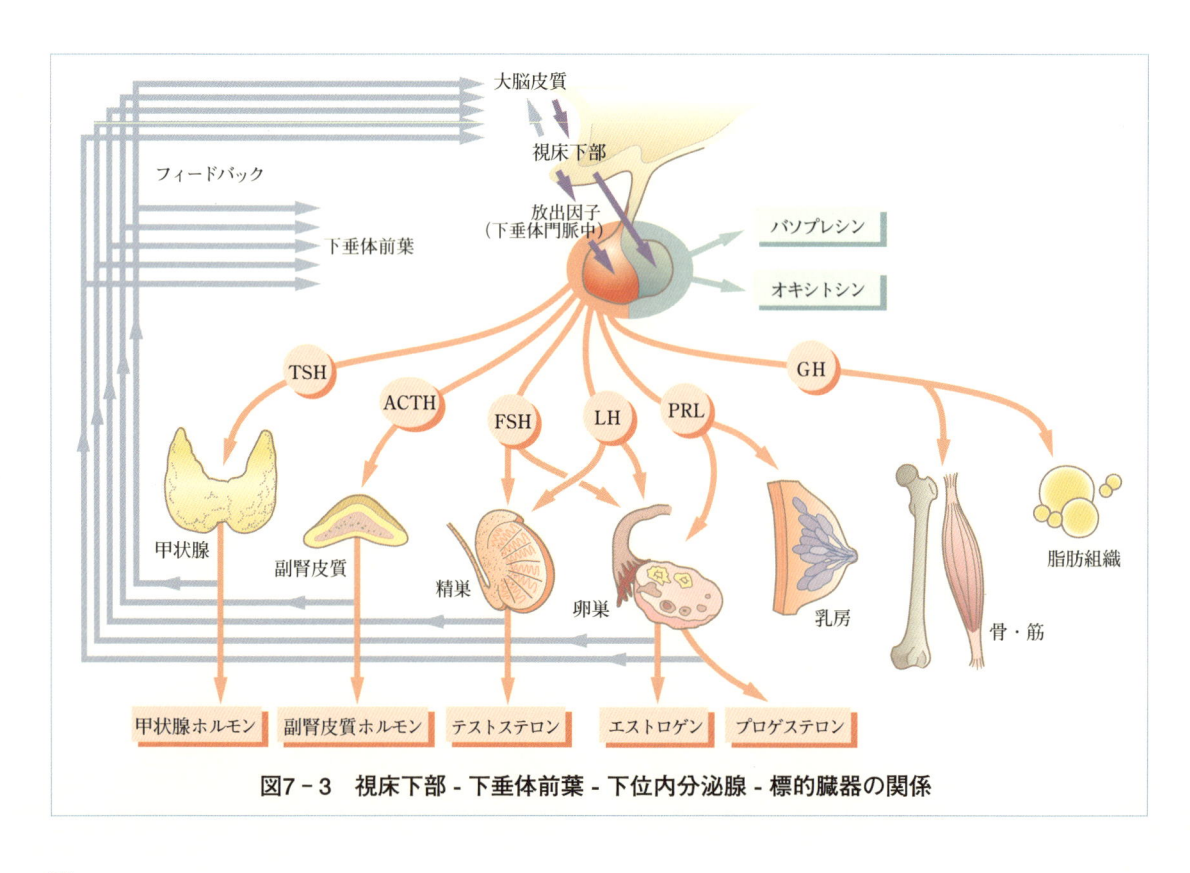

図7-3　視床下部-下垂体前葉-下位内分泌腺-標的臓器の関係

## 2）下垂体

下垂体（図7-3）は，視床下部から吊り下げられたように下垂した約0.6gのロートのような形をした内分泌腺で，蝶形骨のトルコ鞍の中にある。腺上皮細胞からなる前葉と，脳由来の神経組織である後葉があり，その間に中葉がある。

### （1）下垂体前葉

下垂体前葉は視床下部と下垂体門脈によって連絡されている。下垂体門脈中に放出される視床下部ホルモンの調節を受けて，下垂体前葉からホルモンが血中へ分泌される。

#### ① 成長ホルモン（GH）

分子量が約2万1,500のタンパク質ホルモンで，分泌は視床下部からの成長ホルモン放出ホルモン（GHRH）によって刺激され，ソマトスタチン（SS）によって抑制される。GHは，成長，発育の促進，タンパク質同化作用，成長期での骨端軟骨部の形成促進（骨の伸長），血糖上昇，肝・筋肉グリコゲンの維持，脂肪代謝などの作用を行う。

#### ② 甲状腺刺激ホルモン（TSH）

分子量が約2万6,000～3万の糖タンパク質で，視床下部から分泌される甲状腺刺激ホルモン放出ホルモン（TRH）によって分泌が刺激され，血中の甲状腺ホルモン量によってネガティブフィードバックを受ける。TSHは甲状腺濾胞上皮細胞に作用し，甲状腺ホルモンの合成，分泌を促進する。

#### ③ 副腎皮質刺激ホルモン（ACTH）

分子量が約4,500のポリペプチドで，視床下部からの副腎皮質刺激ホルモン放出ホルモン（CRH）と，血中の副腎皮質ホルモン量によって調節される。副腎皮質に作用し，糖質コルチコイドの生成，分泌を促進する。

#### ④ 性腺刺激ホルモン

性腺刺激ホルモン[*1]には，卵胞刺激ホルモン（FSH；男性では精子形成ホルモン）と，黄体形成ホルモン（LH；男性では間質細胞刺激ホルモンICSH）がある。FSHの分泌は視床下部から出

---

[*1] **性腺刺激ホルモン**
性腺刺激ホルモンは性腺（精巣や卵巣）の発育と内分泌機能に刺激作用をもつホルモンの総称で，男女ともに分泌されるが，男女で作用が異なる。

る卵胞刺激ホルモン放出ホルモン（FSHRH）によって刺激され，LH は黄体形成ホルモン放出ホルモン（LHRH）によって分泌が刺激される。

FSH は卵巣の原始的卵胞を刺激して成熟を促し，卵胞ホルモン（エストロゲン）の分泌を促進する。男性では，精子形成を促進する。

LH は，成熟した卵胞に働いて排卵を起こさせ，その後に黄体を形成させて黄体ホルモン（プロゲステロン）を分泌させる。男性では，男性ホルモン（アンドロゲン）の分泌を促進する。

⑤ プロラクチン（PRL）

分子量が約2万3,000のペプチドホルモンで，視床下部から分泌されるプロラクチン放出ホルモン（PRH）とプロラクチン抑制ホルモン（PIH）によって分泌が調節される。成熟した乳腺に働いて，乳汁の分泌と黄体ホルモンの分泌を促す。

(2) 下垂体後葉

下垂体後葉には，視床下部にある神経細胞が神経線維で連結している。視床下部で分泌されたホルモンが神経線維を伝わって下垂体に達し，下垂体後葉の毛細血管から血中に分泌される。このようなホルモン分泌様式を神経分泌という。

① バソプレシン（抗利尿ホルモン；ADH）

アミノ酸8個からなるペプチドで，腎臓の遠位尿細管と集合管に作用して水の再吸収を促す。また，大量に分泌されると，細動脈を収縮し，血圧を上昇させる作用もある。

② オキシトシン

アミノ酸8個からなるペプチドで，子宮平滑筋に作用して子宮を収縮させ，分娩を促す。

(3) 下垂体中葉

アミノ酸22個からなるメラニン細胞刺激ホルモン（MSH）が分泌され，メラニン細胞内のメラニン色素顆粒を細胞内に広げて皮膚を黒くする。

3）甲状腺

甲状腺は頸の前面にある扁平な内分泌臓器で，

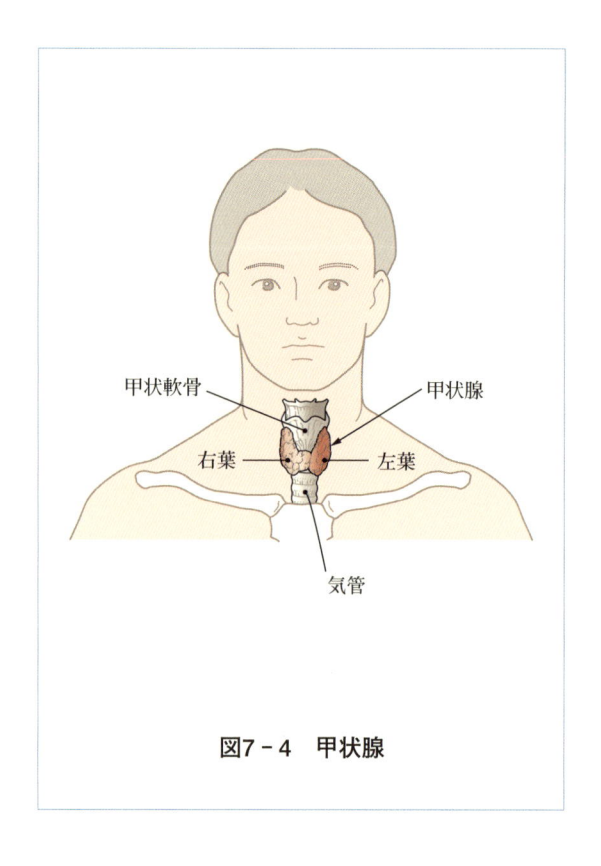

図7-4　甲状腺

甲状軟骨の下にあり，気管をまたぐようになっている（図7-4）。甲状腺からは甲状腺ホルモンとカルシトニンが分泌される。

① 甲状腺ホルモン

甲状腺ホルモンはヨードを含むアミノ酸誘導体で，4個のヨードを有するサイロキシン（チロキシン；$T_4$）と，3個のヨードを含むトリヨードサイロニン（$T_3$）とがある。甲状腺ホルモンは生体酸化反応（酵素消費，カロリー消費），糖，タンパク質，脂質代謝，循環器系，造血器系など，生体の機能のほとんどに関与している。

② カルシトニン

甲状腺の傍濾胞細胞から分泌されるタンパク性ホルモンで，骨吸収を制御して血清カルシウム濃度を低下させる（図6-5）。

4）副甲状腺（上皮小体）[*2]

甲状腺の裏側に左右対称的に2対ある米粒大の

図7-5　副甲状腺

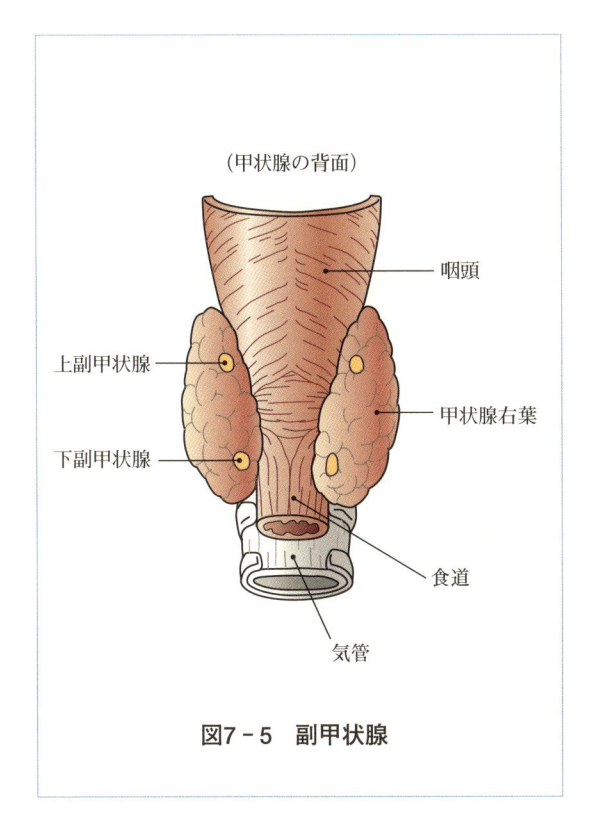

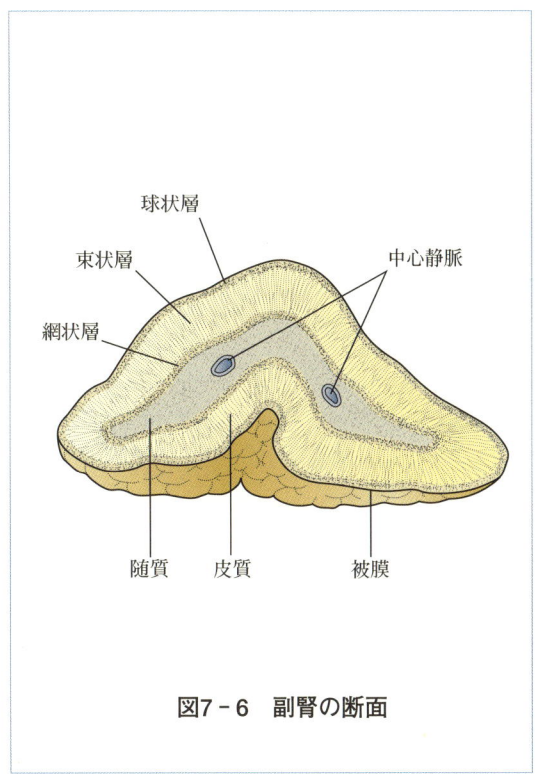

図7-6　副腎の断面

小さな内分泌腺で（図7-5），副甲状腺ホルモン（パラソルモン；PTH）を分泌する。PTHには，骨吸収の促進，腸管からのカルシウム促進，尿中へのリン排泄促進などの作用があり，血中カルシウム濃度を増加させる（図6-5）。

## 5）副腎

副腎は左右の腎臓の上に1対ある，三角状の扁平な内分泌器官で（図6-1），内側の髄質とそれを取り巻く皮質がある（図7-6）。皮質からは，下垂体からの副腎皮質刺激ホルモン（ACTH）の刺激を受けて，ステロイドホルモンの副腎皮質ホルモンが分泌される。髄質からはカテコールアミンが分泌される。

### (1) 副腎皮質

副腎皮質は表面から球状層，束状層，網状層に分けられ，球状層からは電解質を調節する電解質コルチコイド，束状層からは糖代謝などを調節す

＊2　副甲状腺
副甲状腺は甲状腺の左右両葉の後面にある内分泌腺で，米粒ほどの小さな大きさのものが両側に上下2対の計4個存在する。上皮小体とも呼ばれる。総重量は0.05～0.3gしかないが，副甲状腺ホルモンを分泌してカルシウムの代謝に重要な役割を果たす。

る糖質コルチコイド，網状層からは副腎性アンドロゲンが分泌される。

### ① 電解質コルチコイド

主な電解質コルチコイドはアルドステロンで，腎尿細管や集合管でナトリウムイオン（$Na^+$）再吸収とカリウムイオン（$K^+$）排泄を促進し，水，電解質の恒常性維持や，血圧調節に重要な役割を果たしている。

### ② 糖質コルチコイド

主な糖質コルチコイドはコルチゾールで，糖代謝，タンパク質代謝，脂質代謝，水電解質代謝，消炎，免疫抑制などにかかわり，また，ストレスにも対応するなど，生命維持に重要な作用がある。糖質コルチコイドは副腎皮質ステロイド薬として，自己免疫疾患などの治療にもよく使われる。

### ③ 副腎性アンドロゲン

成人男性での生理的意義は少ないが，幼児では第一次および第二次性徴の発育，女子では性生活などに関与する。

### (2) 副腎髄質

交感神経組織から発生したもので，カテコールアミンのアドレナリン（エピネフリン）とノルアドレナリン（ノルエピネフリン）を分泌する。アドレナリンは心血管系，平滑筋系，糖代謝，脂質代謝などに作用し，心拍動を強め，血圧の上昇，血糖値上昇，体温上昇などの作用がある。ノルアドレナリンは全身の末梢血管を収縮させて血圧を上昇させ，また神経伝達物質としての作用もある。

カテコールアミンは，寒冷，低血糖，ストレス，運動などの刺激を受けて大量に分泌され，侵襲から生体を守る働きがある。

## 6）膵　臓

膵臓には，消化酵素を含む膵液を分泌する外分泌組織と，ホルモンを産生する内分泌組織とがある。内分泌組織はランゲルハンス島と呼ばれ，グルカゴンを分泌するα（A）細胞，インスリンを分泌するβ（B）細胞，ソマトスタチンを分泌するδ（D）細胞がある（図7-7）。

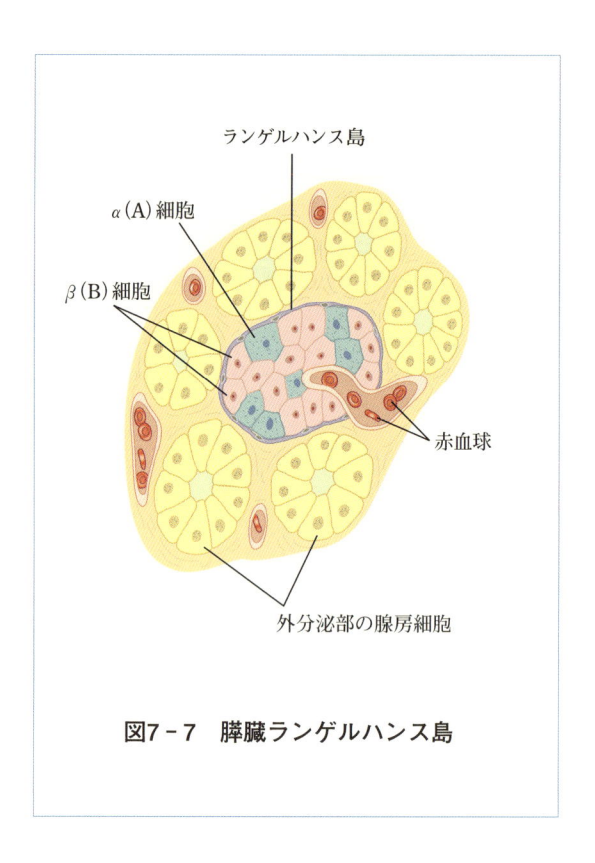

インスリンはタンパク性ホルモンで，ブドウ糖の酸化促進，筋肉へのブドウ糖取り込み，筋肉グリコゲンの増量，ブドウ糖の脂肪への転化促進，肝臓グリコゲンの増量，肝グリコゲン分解抑制などの作用があり，末梢組織での糖利用を促進して，血糖値を減少させる作用がある。

グルカゴンはペプチドホルモンで，肝臓のグリコゲンを分解して血糖値を上昇させるなど，インスリンと拮抗して血糖調節を行う。

**図7-7　膵臓ランゲルハンス島**

## 7）性　腺

性腺として，男性では精子をつくる精巣と，女性では卵子をつくる卵巣がある。精巣からは男性ホルモン（テストステロン），卵巣からは卵胞ホルモン（エストロゲン）と黄体ホルモン（プロゲステロン）が分泌される。

## ◆ 演習問題

**問題1．** ステロイドホルモンはどれか。

  (a) インスリン    (b) 下垂体前葉ホルモン    (c) 甲状腺ホルモン

  (d) 視床下部ホルモン    (e) 副腎皮質ホルモン

**問題2．** ホルモンと標的臓器の組み合わせで誤りはどれか。

  (a) ACTH —— 副腎皮質

  (b) FSH —— 卵巣

  (c) GH —— 筋肉組織

  (d) TSH —— 甲状腺

  (e) PRL —— 精巣

**問題3．** 副甲状腺から分泌されてカルシウムの代謝に重要な働きを示すホルモンはどれか。

  (a) 黄体形成ホルモン    (b) サイロキシン    (c) 成長ホルモン

  (d) ソマトスタチン    (e) パラソルモン

## ◎解 答

問題1．(e) ▶ p.67参照
問題2．(e) ▶ p.70参照
問題3．(e) ▶ p.73参照

# chapter 8 神経系

〈学習のポイント〉
① 神経系には、からだの運動などをつかさどる体性神経系（脳・脊髄神経系）と、主として内臓器官を調節する自律神経系とがある。
② 大脳は知覚と運動を統合して高度の精神機能を営む。
③ 小脳は平衡感覚、姿勢反射の統合的な調整を行う。
④ 間脳は感覚情報の中継、動物の本能や感情に関係する。
⑤ 中脳は視覚や聴覚の伝導路を中継する。
⑥ 延髄は呼吸や循環など重要な生命活動を制御する。
⑦ 末梢神経系には、12対の脳神経と31対の脊髄神経がある。

　からだの内外における環境の変化を受け入れながら、私たちのからだは調和のとれた発育や活動を行っている。こうした生体の機能を維持するのに重要な働きをするのが、内分泌系と神経系である。神経系は全身にくまなく網の目のように張り巡らされ、からだの内外からの刺激を受け取って脳や脊髄などにシグナルを送り、脳や脊髄からの統合的な指令にもとづいて、からだが適切な行動を起こしている。

　神経系は、中枢神経系と末梢神経系から構成される（図8‐1, 2）。中枢神経系は脳と脊髄に分けられ、末梢神経系は中枢神経と末梢の組織を連絡する神経線維が集まったものである。末梢神経系は、さらに、体性神経系（脳・脊髄神経系）と自律神経系に分けられる。体性神経系は骨格筋を支配してからだの運動をつかさどり、自律神経系は内臓器官を支配して内臓機能をつかさどる。

## 1. 神経系の一般特性

### 1）中枢神経系

　中枢神経系は、脳と脊髄からなる。脳は重さが約1,300gで、大脳、小脳、間脳、中脳、橋、延髄に分けられる（図8‐3）。延髄に続く脊髄は、頸髄、胸髄、腰髄、仙髄に分けられる（図8‐4）。

#### (1) 大　脳

　大脳は、脳のうちでもっとも大きく、知覚と運動を統合して高度の精神作用を営む重要な器官である。大脳は中央にある大脳縦裂によって左右の大脳半球に分けられる。それぞれの大脳半球は、前頭葉、頭頂葉、後頭葉、側頭葉、および深部にある島に分けられる。

　大脳半球の表面には、たくさんの溝があり、溝と溝の間にある隆起した部分を大脳回という。前頭葉と頭頂葉の境にある深い溝は中心溝で、この溝の前方に中心前回、後方に中心後回がある。前頭・頭頂葉と側頭葉との間の溝はとくに深く、外側溝という。

　大脳の表面は厚さ約3mmの灰白質の大脳皮質といい、ここには神経細胞が集合している。深層は神経線維の通路となっており、白質の髄質である。ただし白質の間にも大小の灰白質である大脳基底核（尾状核、レンズ核、前障、扁桃核）がある。これらは骨格筋の緊張や不随意運動の調節に関与している。

　前頭葉の中心前回には運動中枢である運動野、頭頂葉の中心後回には感覚中枢である体性感覚野、後頭葉には視覚中枢である視覚野、側頭葉には聴覚中枢である聴覚野がそれぞれ存在する（図

8-5)。前頭葉の下面にある嗅脳には嗅覚野がある。また，前頭葉の外側部には運動性言語中枢であるブローカ中枢が，側頭葉には感覚性言語中枢であるウェルニッケ中枢がある。

　前頭葉下面にある嗅脳，および周囲の視床下部を含めた部分は大脳辺縁系と呼ばれ，情動行為（恐れ，怒り，不安，抑うつなど），本能行動（摂食反応，性的行動など），記憶の保持，覚醒度の調節などに関与している。

### (2) 小　脳

　小脳は橋と延髄の背側にあり，表面には横に走る多数の溝（小脳溝）がある。表層の小脳皮質（灰白質）と内部の白質（髄質）に分けられる。

　小脳は，平衡感覚，姿勢反射の総合的な調整を行っている。また，随意運動の調整も行っており，運動がスムーズに行えるようにしている。

### (3) 間　脳

　間脳は大脳半球と中脳の間にあり，中脳，橋，延髄とともに「脳幹」として脊髄，小脳，大脳半球を連結する部分である（図8-6）。大部分が灰白質で，視床と視床下部からなる。

　視床は，一般感覚，視覚，聴覚などの感覚情報を中継し，大脳皮質に伝える。視床下部は，体温，食欲，性欲，呼吸，概日リズムなど動物の感情や本能に関係する自律神経の最高中枢であるとともに，視床下部ホルモンを分泌して下垂体に連絡する内分泌器官でもある。

### (4) 中　脳

　中脳は橋と小脳の上方に続く部分にある。視覚や聴覚の伝導路を中継し，視覚の反射運動（瞳孔反射）や聴覚の反射に関係する。また，錐体外路系に関するさまざまな神経核（赤核，黒質）や伝導路があり，眼球やからだの位置を調節する。

### (5) 橋

　延髄と中脳の間にあり，小脳と大脳からの線維束の連結部である。背側部には脳神経の三叉神経核，外転神経核，顔面神経核，内耳神経核，孤束

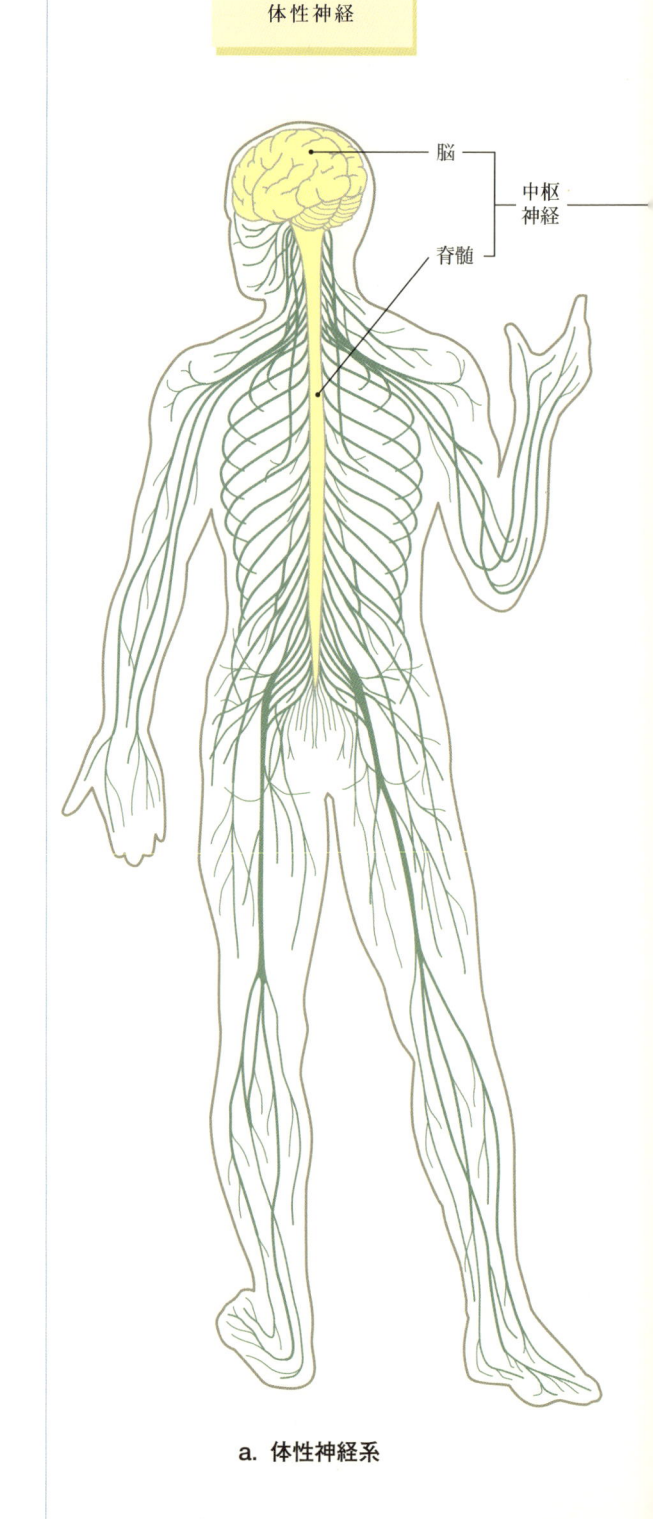

**a. 体性神経系**

chapter8 ●神経系

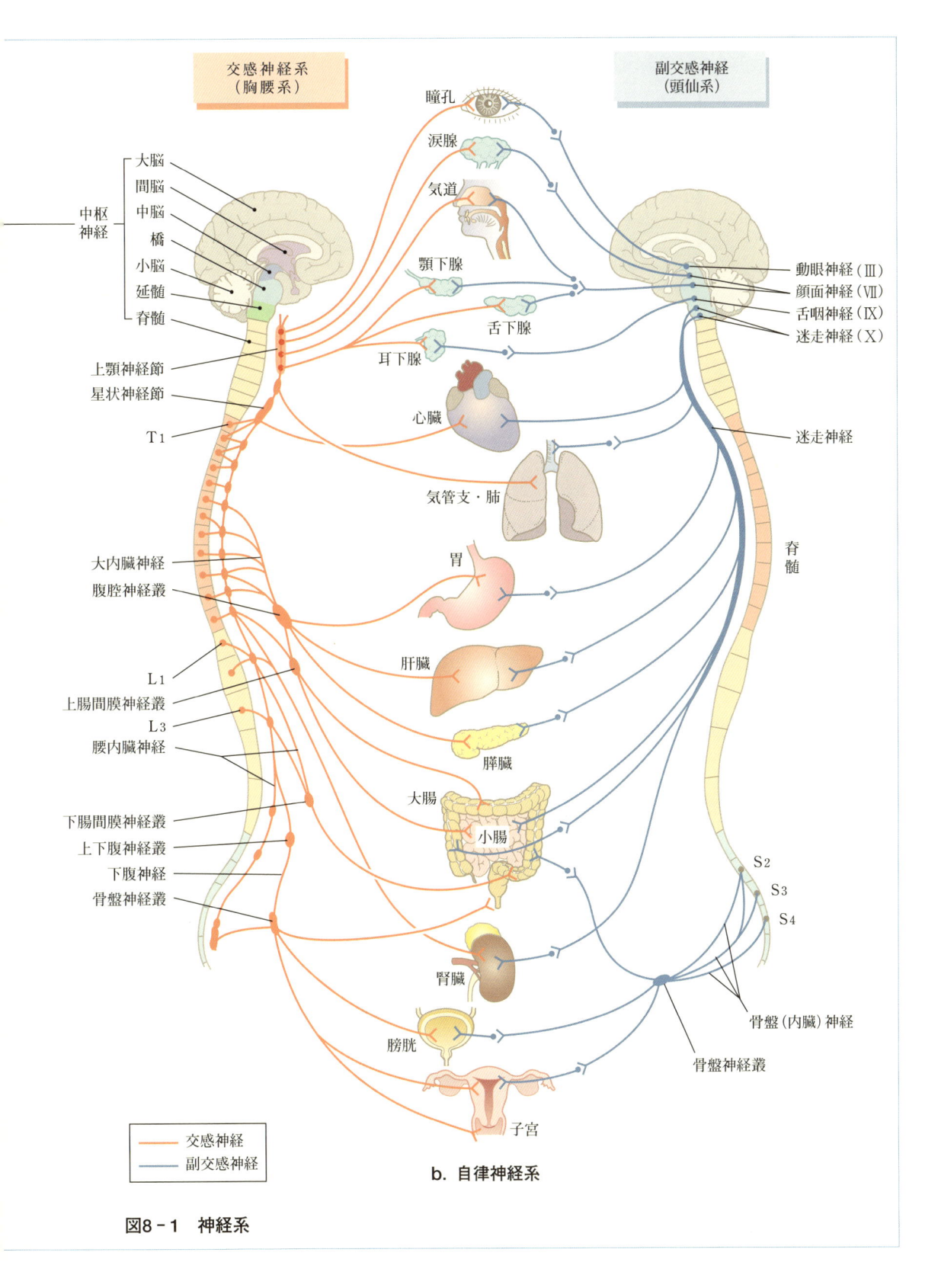

b. 自律神経系

図8-1 神経系

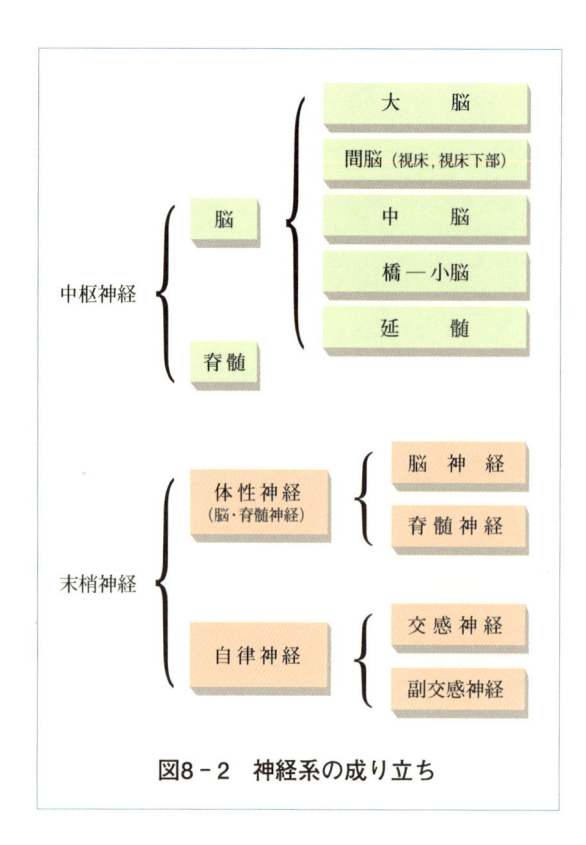

図8-2 神経系の成り立ち

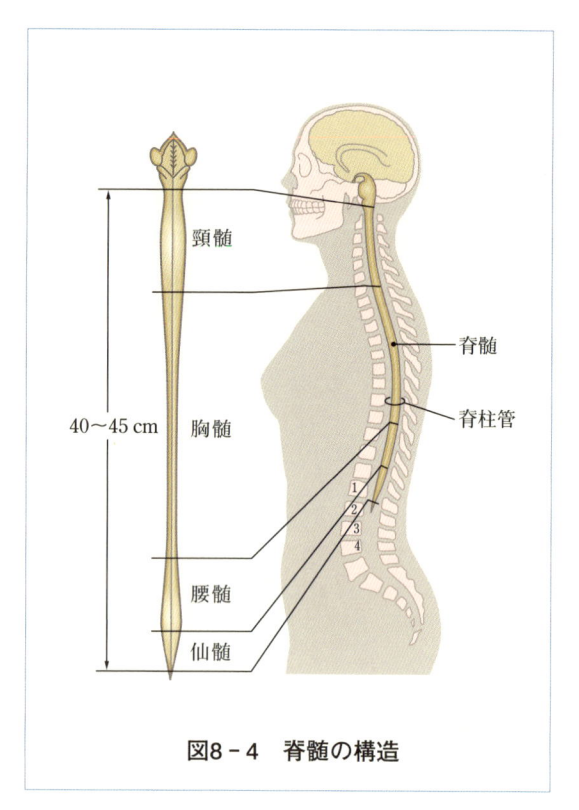

- 中枢神経
  - 脳
    - 大脳
    - 間脳（視床, 視床下部）
    - 中脳
    - 橋―小脳
    - 延髄
  - 脊髄
- 末梢神経
  - 体性神経（脳・脊髄神経）
    - 脳神経
    - 脊髄神経
  - 自律神経
    - 交感神経
    - 副交感神経

図8-4 脊髄の構造

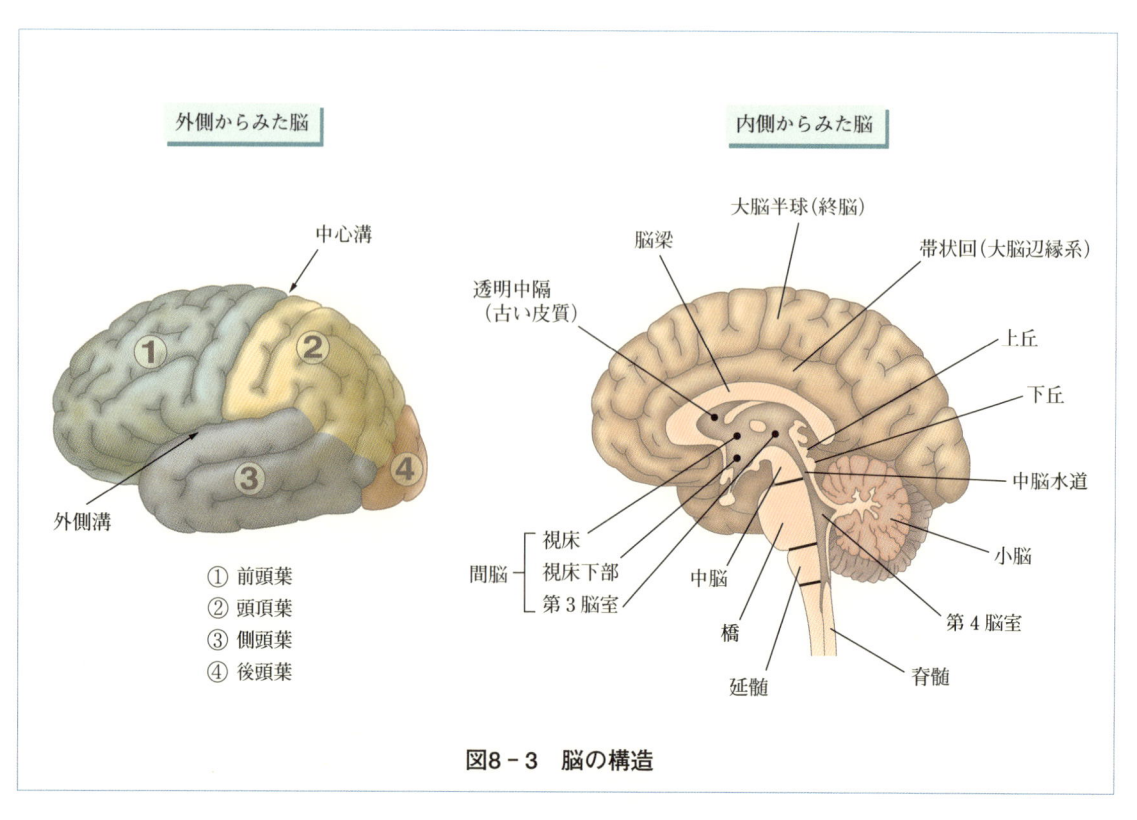

- 頸髄
- 胸髄（40〜45 cm）
- 腰髄
- 仙髄
- 脊髄
- 脊柱管

図8-3 脳の構造

外側からみた脳
- 中心溝
- 外側溝
- ① 前頭葉
- ② 頭頂葉
- ③ 側頭葉
- ④ 後頭葉

内側からみた脳
- 大脳半球（終脳）
- 帯状回（大脳辺縁系）
- 脳梁
- 透明中隔（古い皮質）
- 上丘
- 下丘
- 中脳水道
- 小脳
- 間脳
  - 視床
  - 視床下部
  - 第3脳室
- 中脳
- 橋
- 延髄
- 第4脳室
- 脊髄

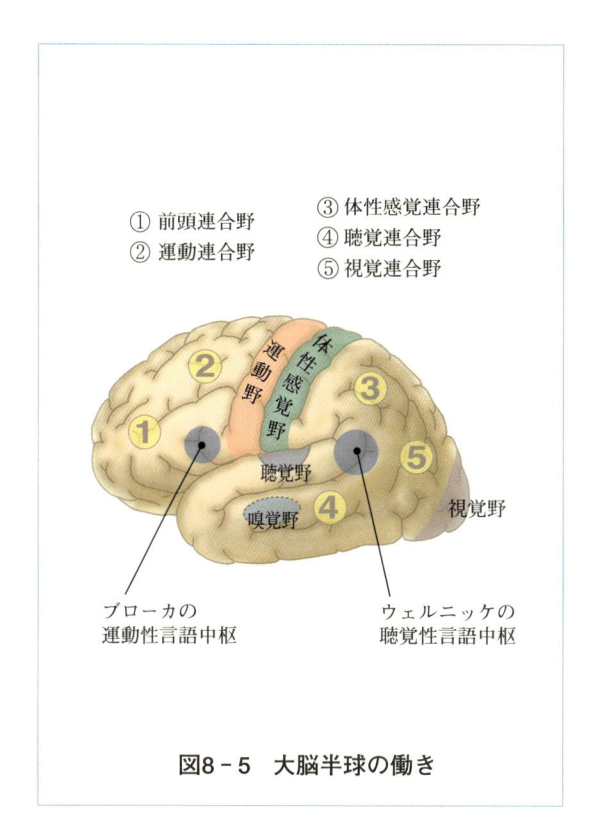

① 前頭連合野　③ 体性感覚連合野
② 運動連合野　④ 聴覚連合野
　　　　　　　⑤ 視覚連合野

体性感覚野
運動野
聴覚野
嗅覚野
視覚野

ブローカの運動性言語中枢
ウェルニッケの聴覚性言語中枢

**図8-5　大脳半球の働き**

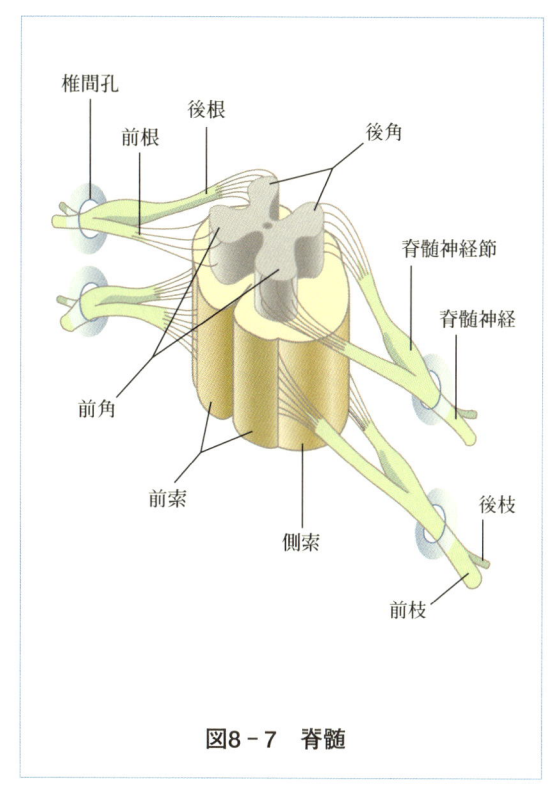

椎間孔
前根
後根
後角
脊髄神経節
脊髄神経
前角
前索
側索
後枝
前枝

**図8-7　脊髄**

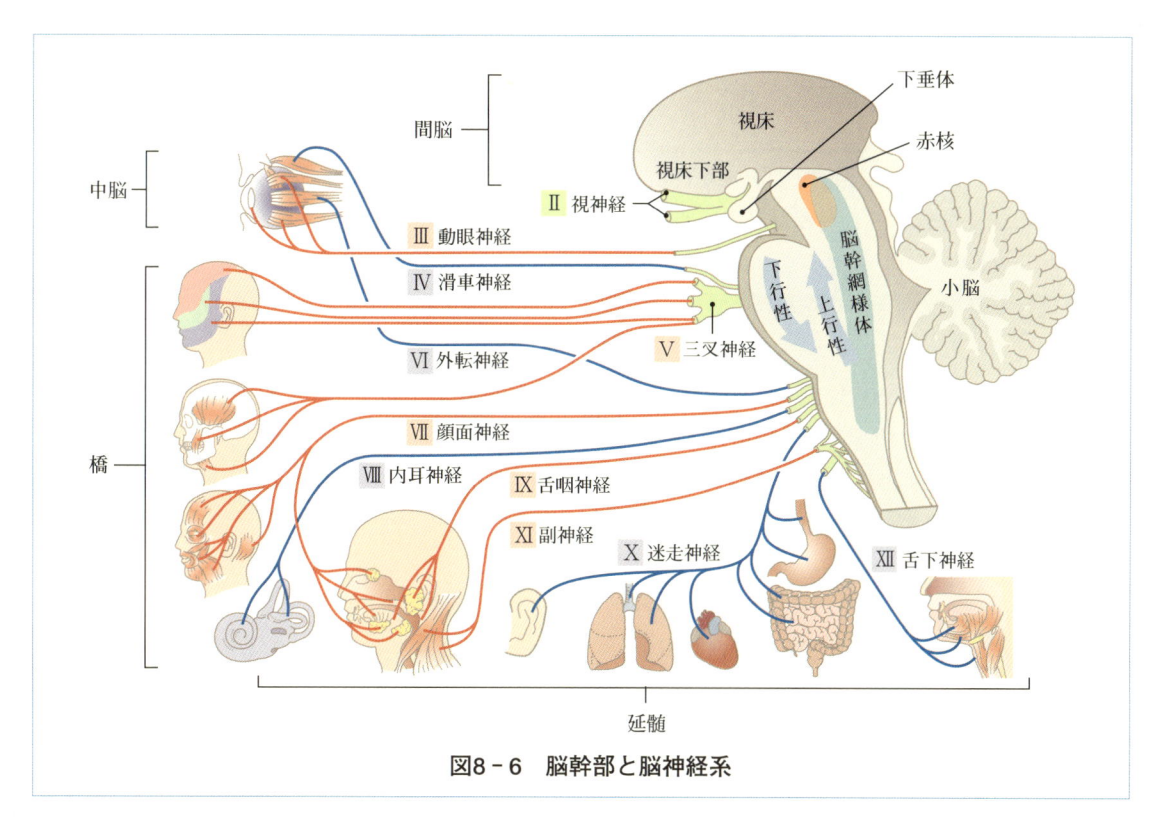

中脳
間脳
視床
下垂体
視床下部
赤核
Ⅱ 視神経
Ⅲ 動眼神経
Ⅳ 滑車神経
脳幹網様体
下行性
上行性
小脳
Ⅴ 三叉神経
Ⅵ 外転神経
橋
Ⅶ 顔面神経
Ⅷ 内耳神経
Ⅸ 舌咽神経
Ⅺ 副神経
Ⅹ 迷走神経
Ⅻ 舌下神経
延髄

**図8-6　脳幹部と脳神経系**

核がある。腹側部には，大脳半球の刺激を小脳へ中継する神経核（橋核）のほか，延髄の上行性と下行性の伝導路が走る。

### (6) 延　髄

延髄は脊髄のすぐ上に続く部分で，腹側部には上行性および下行性伝導路（神経路）が通り，背側部には自律神経の中枢（呼吸中枢，心臓中枢，嘔吐中枢など），下咽神経核，迷走神経核，副神経核，舌下神経核，味覚をつかさどる孤束核，固有知覚核などが分布している。延髄は呼吸や循環機能をはじめ，咀嚼，嚥下，嘔吐，発声など，基本的な生命活動の働きを統御するきわめて重要な部分である。

### (7) 脳　室

脳室（図8-3）は，神経管から脳と脊髄が発生する過程でできたすき間のような腔所で，脳脊髄液*1で満たされている。脳では脳室，脊髄では中心管といい，大脳の深部には1対の側脳室，左右の間脳の間には第3脳室，橋，延髄，小脳に囲まれた部分には第4脳室がある。脳脊髄液は脳と脊髄を保護するとともに，物質の交流を行っている。

### (8) 髄　膜

脳と脊髄は生命の維持に重要であるだけに，3層の結合組織性被膜である髄膜（硬膜，クモ膜，軟膜）に包まれて保護されている。

硬膜はコラーゲン線維からなる強い膜で，脳と脊髄の最外層にある。クモ膜は硬膜の内面にあり，脳の表面へクモ糸状に細い無数の結合組織の突起を出している。軟膜は脳と脊髄の表面をおおう薄い膜で，血管に富む。クモ膜と軟膜の間はクモ膜下腔と呼ばれ，脳脊髄液が満たされている。

### (9) 脊　髄

脊髄（図8-7）は，脊柱管の中にある全長が40〜45cm，太さは約小指頭ほどの円柱状の索状物で，上から頸髄，胸髄，腰髄，仙髄，尾髄に分けられる。断面は，肉眼で白く見える周辺部の白質と，灰色でH字形をした中心部の灰白質に分

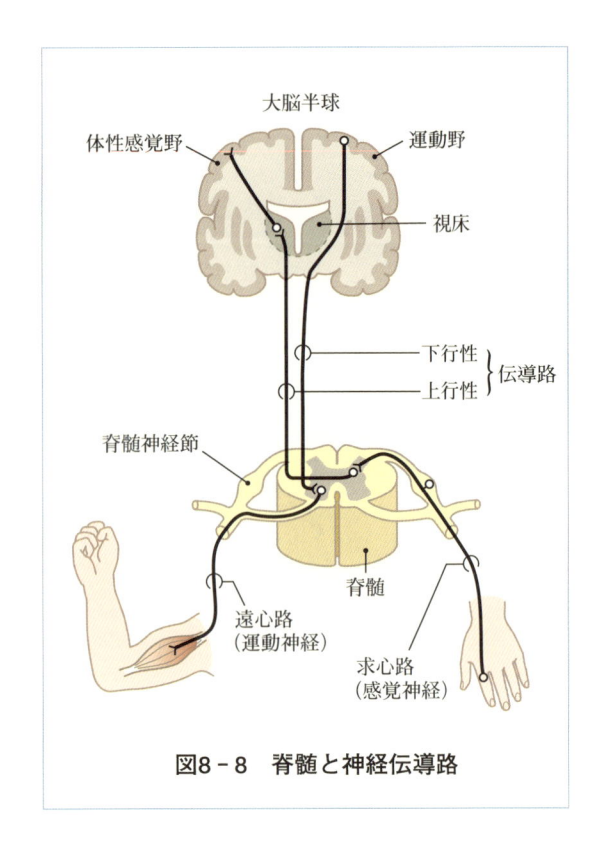

**図8-8　脊髄と神経伝導路**

けれられる。白質は神経線維が集まった伝導路で，灰白質は神経細胞が集まっている。

灰白質は，H字形の角によって前角，後角に区別される。前角からは前根を通って，大脳皮質からの指令を伝える運動神経線維が出ている。後角へは，後根を通って末梢からの感覚神経線維が入ってくる。

白質には，多数の神経線維束が縦走しており，上行性および下行性の伝導路になっている（図8-8）。上行性の伝導路は，皮膚や筋肉などの感覚を大脳皮質の体性感覚野に伝える。大脳では伝えられた情報を統合し，運動野から下行性の伝導路を伝わって筋肉への指令が伝えられ，筋肉が運動する。

## 2）末梢神経系

身体末梢からの刺激を受け入れ，脳，脊髄からの命令を身体末梢へ伝えるための神経系を末梢神

表8-1 脳神経系

| | |
|---|---|
| Ⅰ（嗅神経） | においを伝える感覚神経で、鼻の上部粘膜から嗅脳に達する。 |
| Ⅱ（視神経） | 眼の網膜に映った像を間脳に伝える感覚神経。 |
| Ⅲ（動眼神経） | 中脳から出て眼筋に分布し、眼球を動かしたり、まぶたを開く運動を伝える運動神経。瞳孔の縮小と毛様体筋の収縮を司る副交感神経を含む。 |
| Ⅳ（滑車神経） | 中脳から出て、眼球を下外側に向ける運動神経。 |
| Ⅴ（三叉神経） | 顔面の感覚を脳へ伝える感覚神経と、咀嚼筋を動かす運動神経の混じった混合神経で、橋から出る。感覚神経は眼神経、上顎神経、下顎神経の3枝に分かれる。 |
| Ⅵ（外転神経） | 橋から出て、眼球を外方に向ける運動神経。 |
| Ⅶ（顔面神経） | 橋と延髄の間から出る混合神経で、顔面の表情筋の運動を支配し、また、舌の前2/3の味覚を伝える。涙腺、鼻腺、唾液腺の分泌を司る副交感神経線維も含まれる。 |
| Ⅷ（内耳神経） | 聴覚と平衡感覚の情報を中枢へ送る感覚神経。 |
| Ⅸ（舌咽神経） | 延髄から出る混合神経で、咽頭筋と軟口蓋の筋の運動と、舌の後1/3の味覚を司る。耳下腺分泌の副交感神経も含まれる。 |
| Ⅹ（迷走神経） | 延髄から出る混合神経で、咽頭、気管、肺、心臓、食道から横行結腸左1/3までの消化管に分布し、知覚・運動・分泌に関与する。迷走神経はほとんどが副交感神経である。 |
| Ⅺ（副神経） | 口蓋や咽頭筋、胸鎖乳突筋、僧帽筋の運動を支配する運動神経である。 |
| Ⅻ（舌下神経） | 延髄から出る運動神経で、舌の運動を支配する。 |

経系という。

末梢神経系には、解剖学的には、脳を出入りする脳神経系と、脊髄を出入りする脊髄神経系がある。また、機能的には、自分の意思、意識によって作動し、主として骨格筋や感覚器などに分布する運動と感覚機能をつかさどる体性神経系と、意識とは無関係に、内臓、分泌腺、血管などに分布して自動的にこれらの調節をつかさどる自律神経系とに分けられる。

脳神経や脊髄神経には、体性神経系の神経線維しか含まないものもあるが、体性神経と自律神経の両方の神経線維を含むものもある。

### (1) 脳神経

脳神経（図8-6）は、脳を出入りする12対の末梢神経で、頭部、胸部、腹部の諸器官に分布し、感覚と運動をつかさどる（表8-1）。

### (2) 脊髄神経

脊髄には、脊髄の後方に入ってくる知覚に関与

*1 脳脊髄液
脳脊髄液は脳室の脈絡叢で産生され、脳・脊髄のクモ膜下腔、脳の周囲の脳槽、脳室を満たしている。つまり、脳と脊髄は、脳脊髄液の中に浮いような状態で硬い骨に囲まれており、頭部に外力が加わっても脳脊髄液がクッションの働きをして脳には物理的な障害を受けにくくなっている。

図8-9 皮膚節（デルマトーム）

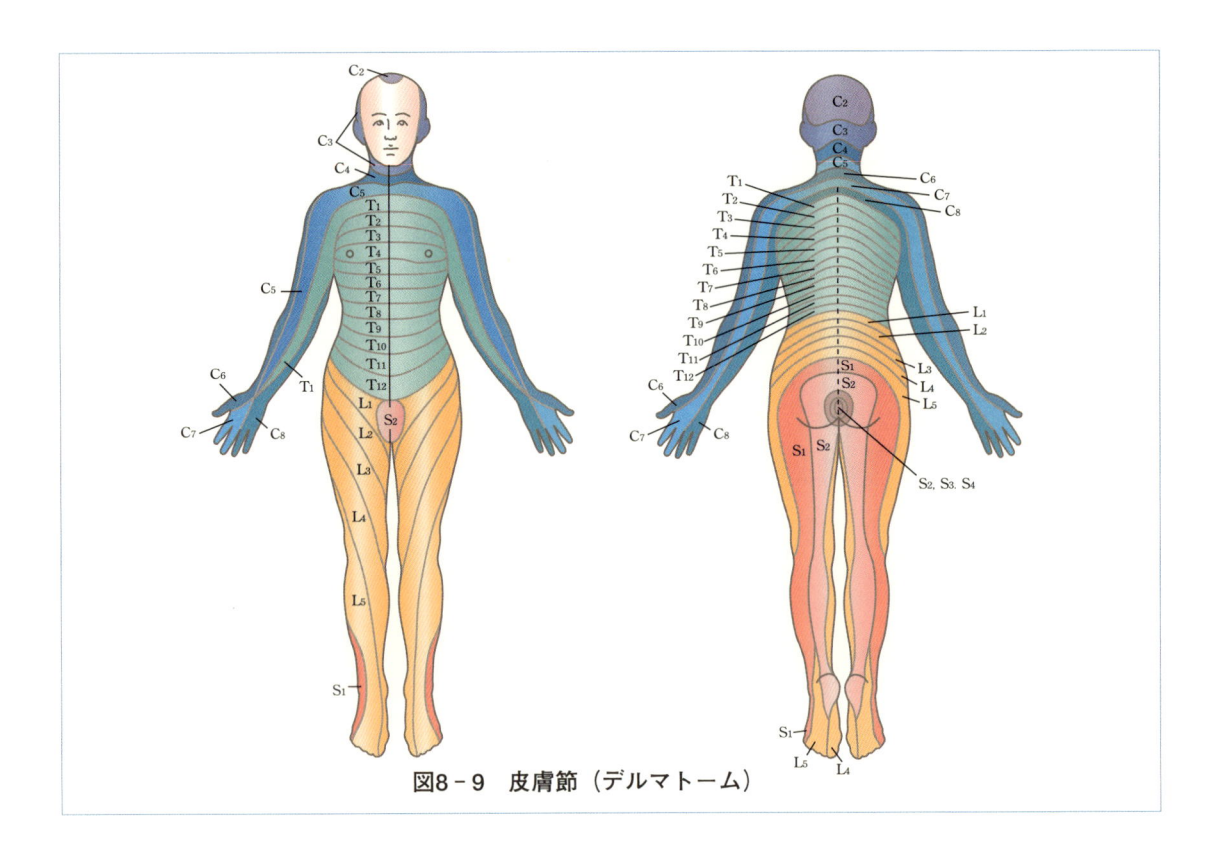

する後根と，前方から出て運動に関与する前根とがある。前根と後根は椎間孔のところで合わさり，ここから起こる31対の神経（頸神経8対，胸神経12対，腰神経5対，仙骨神経5対，尾骨神経1対）を脊髄神経という（図8-7）。

脊髄神経は椎間孔を出るとすぐに前枝と後枝に分かれる。前枝は太く，上下の何本かの枝が吻合して神経叢（頸神経叢，腕神経叢，腰神経叢，仙骨神経叢，陰部神経叢）をつくり，体幹の腹側部分，上肢，下肢の皮膚や筋肉に分布する。後枝は，体幹の背側部の固有背筋や背中の皮膚に分布する。

脊髄神経は，運動神経線維と感覚線維が混じった混合神経系である。脊髄神経の分布は規則的で，皮膚の知覚神経は帯状の支配領域に分布しており，皮膚節（デルマトーム）と呼ばれる（図8-9）。

### 3）脳の血管支配

脳へ血液を送る動脈には，総頸動脈から起きる内頸動脈と，鎖骨下動脈から起きる椎骨動脈とがある（図8-10）。内頸動脈は，眼球，大脳前頭葉，頭頂葉，側頭葉などに血液を送り，椎骨動脈は大脳の後頭葉，側頭葉，小脳などに血液を送っている。なお，左右の内頸動脈と椎骨動脈は脳底部で大動脈輪（ウィリス大動脈輪[*2]）を形成してつながっており，万が一いずれかの動脈が閉塞しても脳の血流が保たれるようになっている。

脳の静脈は強い硬膜に挟まれた硬膜静脈洞に集まり，それから内頸静脈となって脳から上大静脈へと流れていく。

### 4）神経伝達物質

神経間における情報はシナプスを介して伝達される（図2-6，7）。シナプスでは，神経伝達物質としての化学物質が情報を次の神経，あるいは筋肉へと伝えられる。

脳内における神経伝達物質としては，アセチル

図8-10 脳の血管支配

**＊2 ウィリス大動脈輪**
イギリスの解剖学者でオックスフォード大学教授のトーマス-ウィリス（1621～1675）が記載した脳底部の内頸動脈と椎骨動脈を結ぶ動脈輪である。左右の頸動脈系および椎骨脳底動脈系を連絡していることから頸動脈や椎骨動脈のいずれかが閉塞しても，バイパスによって脳への循環を保つような構造になっている。

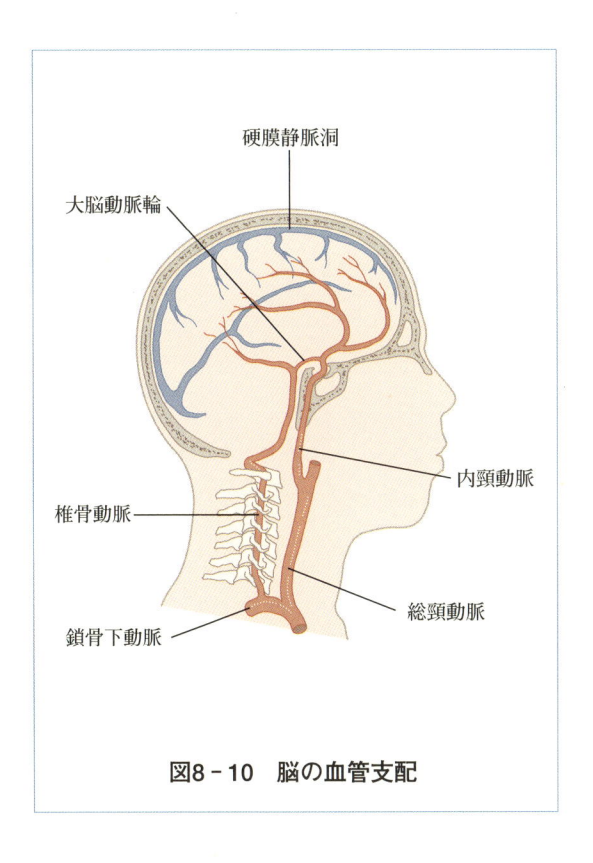

コリン，ノルアドレナリン，アドレナリン，ドパミン，セロトニン，γ-アミノ酪酸（GABA），グルタミン酸などがある。また，末梢神経系の神経伝達物質としては，運動神経系ではアセチルコリンが神経伝達物質として働き，自律神経系では，アセチルコリンやノルアドレナリンが作用している。

## 2．体性神経系

　内臓器官の機能を調節する自律神経系に対して，骨格筋を支配してからだの運動をつかさどる神経系を体性神経系という。求心性の感覚神経と遠心性の運動神経から構成される。
　感覚神経は，皮膚，骨格筋，関節，各感覚器からの情報を中枢に伝える。運動神経は，脳や脊髄からの指令を骨格筋に伝え，運動を指示する。

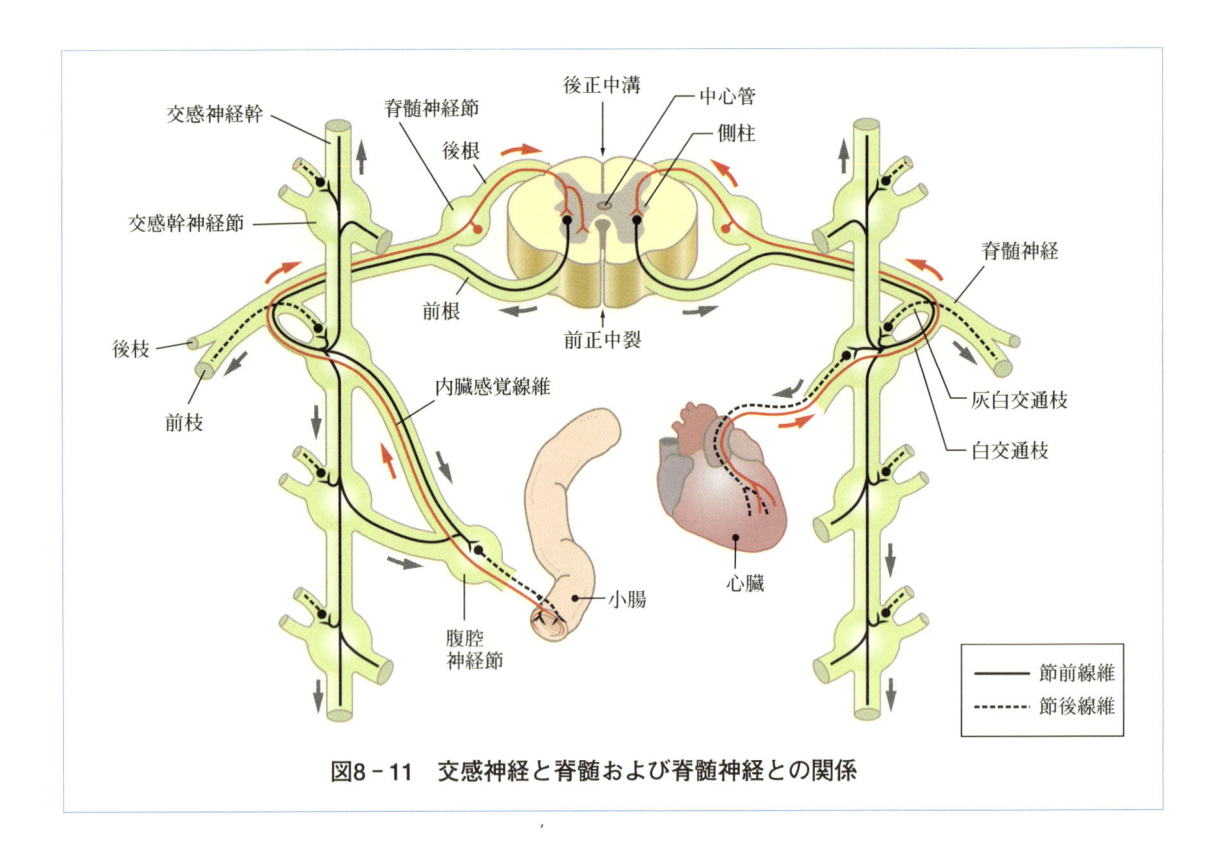

図8-11 交感神経と脊髄および脊髄神経との関係

## 3. 自律神経系

　心臓，消化管，血管，汗腺などを意思や意識には関係なく調節し，身体内部における環境を維持する神経系を，自動的に働き続けることから自律神経系（図8-1）と呼ぶ。自律神経系には交感神経と副交感神経があり，互いに拮抗するように働く。

　自律神経系にも，求心性の感覚路と，遠心性の運動路があり，両者を連絡する中枢は脳と脊髄にある。交感神経は形態的に脳脊髄神経から独立しているが，副交感神経は脳脊髄神経の中に神経成分が含まれいるので，肉眼では区別できない。

### 1）交感神経系

　交感神経線維は，脊髄の胸髄と腰髄から，体性神経系の運動神経と一緒に前根を通って脊柱から出る（図8-11）。その後，体性線維と分かれて交感神経幹に入る。交感神経幹は神経節があたかも数珠のようにつながり，脊柱の両側に左右1本ずつある。そして，交感神経幹から出る神経線維が内臓器官に分布する。

　交感神経は，主に外敵に対して闘うときのような作用を示す（表8-2）。たとえば，瞳孔を開き，心拍数を増やして血圧を上げ，内臓や皮膚の血管を収縮させて出血を防ぐようにする。さらに，副腎髄質からのアドレナリン分泌を促進し，血糖値を上げて筋肉の活動を活発にさせる。

### 2）副交感神経系

　副交感神経は，中脳から出る動眼神経，延髄から出る顔面神経，舌咽神経，迷走神経の中に混じっているほか，仙髄からは骨盤内臓神経として分布する。迷走神経[*3]は副交感神経の代表的なもので，心臓，気管，気管支，肺，食道，胃，腸，肝臓，膵臓などに分布している。

表8-2 交感神経と副交感神経の作用

| 神経＼器官 | 交感神経の作用 | 副交感神経の作用 |
|---|---|---|
| 瞳孔 | 拡張（散瞳） | 収縮（縮瞳） |
| 唾液腺 | 少量の濃い液分泌 | 大量の薄い液分泌 |
| 末梢血管 | 収縮 | 拡張 |
| 気道 | 拡張 | 収縮 |
| 血圧 | 上昇 | 下降 |
| 心拍 | 促進 | 緩徐 |
| 肝臓 | グリコゲンの分解（血糖上昇） | グリコゲンの合成（血糖低下） |
| 消化液分泌（胃・腸・膵液） | 減少 | 増加 |
| 消化管運動 | 抑制 | 促進 |
| 皮膚（立毛筋） | 収縮（鳥肌） | ― |
| 汗腺 | 分泌活動増加 | ― |
| 膀胱 | 弛緩（尿閉） | 収縮（排尿） |

＊3　迷走神経
迷走神経は内臓に分布し，腺の分泌，消化管の蠕動，脈拍，血圧などの調節に重要な働きをしている。突然の痛み，精神的ショック，怒り，恐怖，採血などに際して気分不快や冷汗，顔面蒼白，眼前暗黒感などに続いて失神することがある。これは，ストレスに対応して交感神経が過度に緊張し，心拍数と血管抵抗が増加した後で，迷走神経活動が亢進し，徐脈と血管拡張によって血圧が低下し，失神すると考えられる。

　副交感神経は，交感神経によって高ぶった心臓や血管の機能を鎮めるように働く（表8-2）。消化管の運動を高めて消化，吸収を促進し，からだへの栄養補給を高めて体力を蓄えるようにする。

## 4. 感覚器系

　感覚器は，外界または体内部から発するさまざまな刺激を受け取り，その情報を中枢神経へ伝える感受装置である。ヒトの感覚器には，視覚器，平衡・聴覚器，味覚器，嗅覚器，皮膚がある。

### 1）視覚器

　視覚をつかさどる感覚器は眼球にある（図8-12）。外界から眼球に入ってくる光は，角膜，水晶体，硝子体を通過し，網膜に達する。網膜にある視細胞によって光と色彩が感知される。感知さ

図8-12　眼球の構造

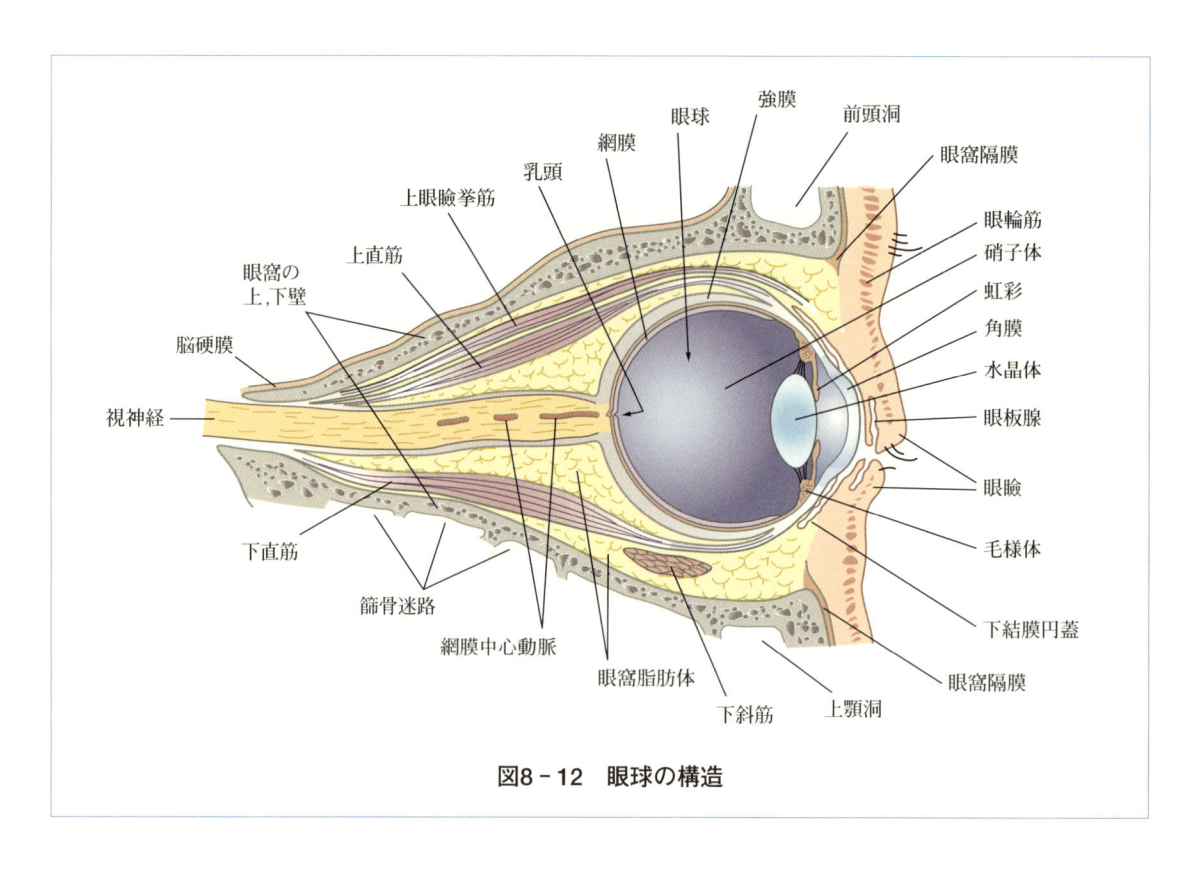

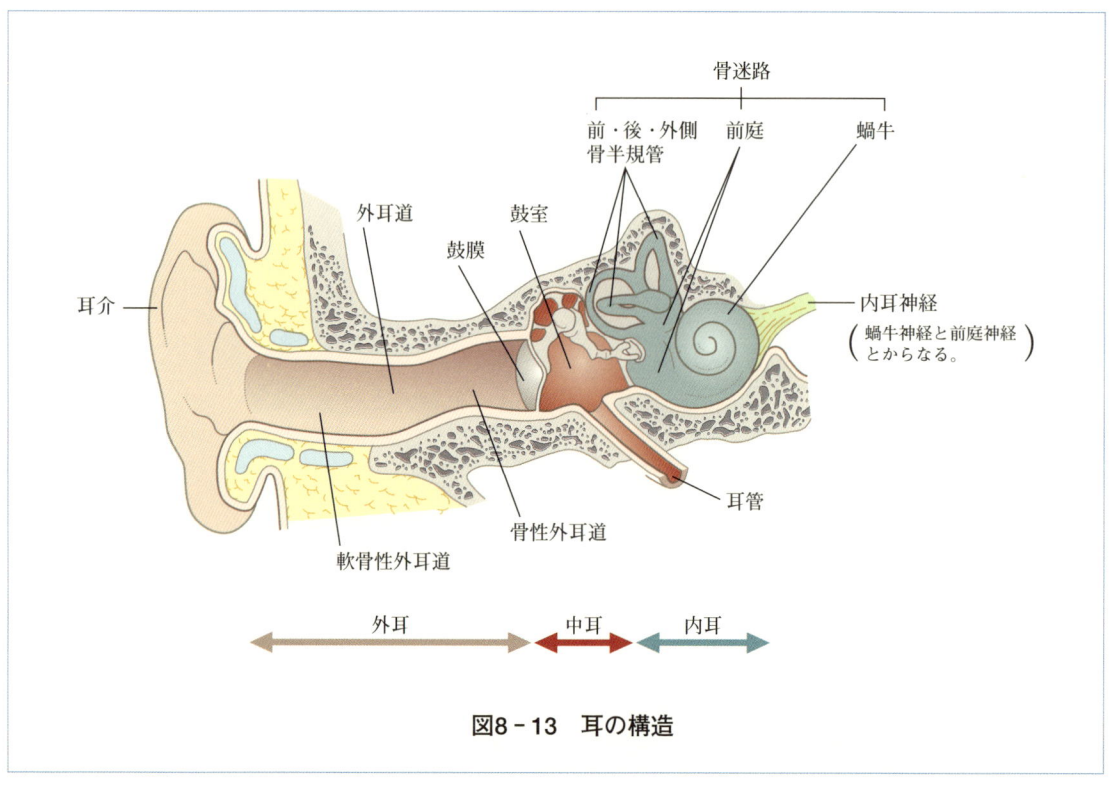

図8-13　耳の構造

れた視覚情報は，視神経乳頭から視神経を通じて後頭葉にある視覚中枢に伝えられる。

水晶体の前面にはメラニン顆粒を含んだ虹彩がある。虹彩は，暗いときには開き，明るいときには縮小し，瞳孔の大きさを調節して，眼球に入ってくる光線量を調節する。また，水晶体は毛様体によって輪状に取り囲まれており，毛様体筋の収縮によって水晶体のふくらみが調節されて，遠近が調節される。

### 2）平衡・聴覚器

聴覚は耳の外耳，中耳，内耳の蝸牛で，平衡感覚は内耳にある前庭と半規管で感知される（図8-13）。

外界からの音は外耳道から入って鼓膜を振動させる。鼓膜で起きる振動は，耳小骨（ツチ骨，キヌタ骨，アブミ骨）に増幅され，内耳の蝸牛へと伝えられる。ラセン形をした蝸牛の内部はリンパ液で満たされており，耳小骨の振動はリンパ液を振動させ，この刺激が音の感受装置である蝸牛管内のラセン器（コルチ器）へ伝わり，この刺激が蝸牛神経を介して大脳側頭葉の聴覚野に伝えられる。

一方，からだの位置や回転運動は，前庭および半規管で平衡感覚[*4]として感じとられ，前庭神経および内耳神経を介して大脳に伝えられる。

### 3）味覚器

味覚は，舌乳頭の中にある味蕾によって感じられる（図4-6）。味蕾は主に舌背中央部の分界溝周辺に分布する有郭乳頭と，舌の側縁中央部に分布する葉状乳頭に存在するが（図4-5），そのほかの舌乳頭や咽頭粘膜にも少数分布する。

味蕾で感知された味覚情報は，舌前方2/3が舌神経から鼓索神経（顔面神経）を，後方1/3が舌咽神経を経て，大脳側頭葉体性感覚野の下方にある味覚野に伝えられる。

**＊4 平衡感覚**
半規管は回転角加速度を検出して回転運動を感じる。前庭の中央に位置する卵形嚢と球形嚢は耳石器と呼ばれ，頭部の傾きや直線加速度を検出する。

図8-14　嗅覚器

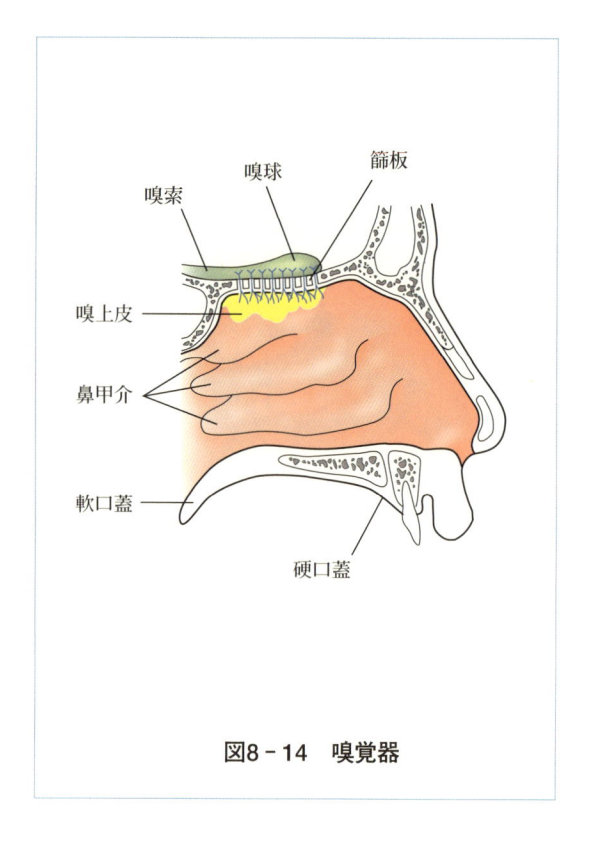

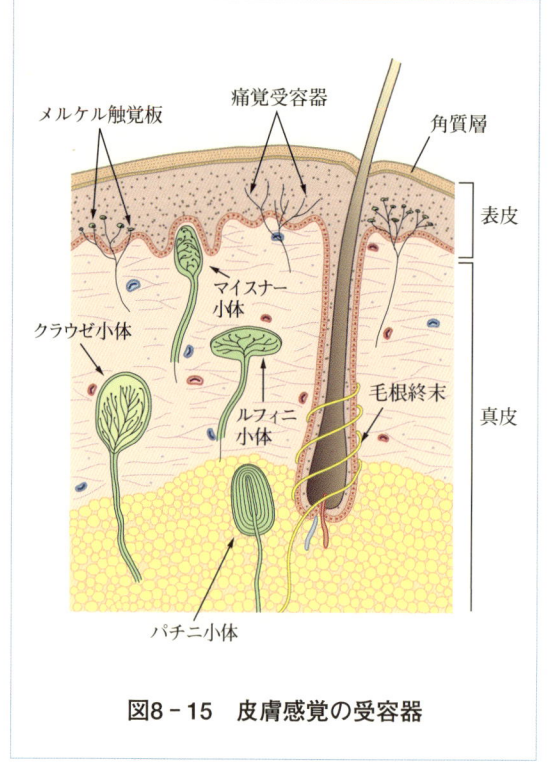

図8-15　皮膚感覚の受容器

### 4）嗅覚器

　嗅覚は，鼻腔の上方にある嗅上皮にある嗅細胞によって感じとられる（図8-14）。嗅細胞で感知したにおいの情報は，嗅神経を経て，大脳側頭葉の内側面にある嗅中枢へと伝えられる。

### 5）皮　膚

　皮膚は体表をおおい外来刺激からからだを守る働きをもつが，同時に，触-圧覚，痛覚，温覚，冷覚などの感覚器としての役割もある（図8-15）。
　痛覚に対する特殊な感覚受容器はなく，表皮内にある知覚神経の自由終末が痛覚を感知する。圧覚は，真皮にあるパチニ小体などで感じられる。触覚は，圧覚の程度が弱いものと考えられ，表皮内にあるメルケル触覚板や真皮にあるマイスナー小体によって感じとられる。温覚はルフィニ小体で，冷覚はクラウゼ小体で感知される。

## 5. 摂食の調節

　食物をとる摂食という行為は，脊髄と脳幹レベルにおける摂食反射を基本としている。摂食反射は食物があることを認知するなどの感覚刺激により開始され，視床下部-辺縁系における空腹感あるいは満腹感が関与して摂食反射が調節される。
　食欲は，自分の好みによって食物を食べたいという意欲をいう。食欲には，視覚，嗅覚，味覚，温覚，触覚，聴覚などの諸感覚や，精神状態も関係し，さらに過去の経験や嗜好，機構の変化なども影響しており，複雑な調節機構がある。
　詳しくは，「基礎栄養学」を参照のこと。

## ◆ 演習問題

**問題1．** 運動中枢（運動野）があるのはどこか。
　　　(a) 前頭葉　　　(b) 頭頂葉　　　(c) 後頭葉
　　　(d) 側頭葉　　　(e) 小脳

**問題2．** 本能に関連する自律神経の中枢があるのはどこか。
　　　(a) 大脳　　　(b) 小脳　　　(c) 間脳
　　　(d) 中脳　　　(e) 橋

**問題3．** 脳神経系は何対あるか。
　　　(a) 6対　　　(b) 8対　　　(c) 10対
　　　(d) 12対　　　(e) 16対

**問題4．** 交感神経の作用はどれか。
　　　(a) 縮瞳　　　(b) 末梢血管拡張　　　(c) 血圧下降
　　　(d) 心拍促進　　　(e) 消化管蠕動亢進

**問題5．** 平衡感覚に関与するのはどれか。
　　　(a) 硝子体　　　(b) 内耳　　　(c) 味蕾
　　　(d) 嗅上皮　　　(e) 鼓膜

---

◎解　答
問題1．(a) ▶ p.77参照
問題2．(c) ▶ p.78参照
問題3．(d) ▶ p.83参照
問題4．(d) ▶ p.86参照
問題5．(b) ▶ p.89参照

# chapter 9 呼吸器系

〈学習のポイント〉
①呼吸器には，空気を外界から取り入れる気道と，ガス交換を行う呼吸部がある。
②気道は，鼻腔，咽頭，喉頭，気管，気管支からなる。
③呼吸部は，呼吸細気管支，肺胞壁，肺胞からなる。

呼吸器系は，鼻，咽頭，喉頭，気管，気管支，肺によって構成される。呼吸器系には，外界から空気を体内に入れる気道と，ガス交換を行う呼吸部とがある（図9-1）。気道は鼻腔から細気管支の一部までで，呼吸部は肺内の呼吸細気管支，肺胞嚢，肺胞である。

## 1．気道の構造と機能

### 1）鼻

鼻は気道の入り口で，外鼻と鼻腔からなる。

外鼻は顔面中央にある縦形の隆まりで，鼻根，鼻背，鼻尖，鼻翼の各部に区分される。

鼻腔は外鼻孔からはじまり，後鼻孔で咽頭腔に通じる。鼻腔は鼻中隔で左右に仕切られ，上・中・下鼻甲介によって上・中・下鼻道に分けられる。鼻粘膜は多列線毛上皮で，多数の杯細胞や鼻腺があり，粘液を分泌している。また，上鼻甲介周辺の鼻中隔粘膜は嗅上皮におおわれ，嗅覚に重

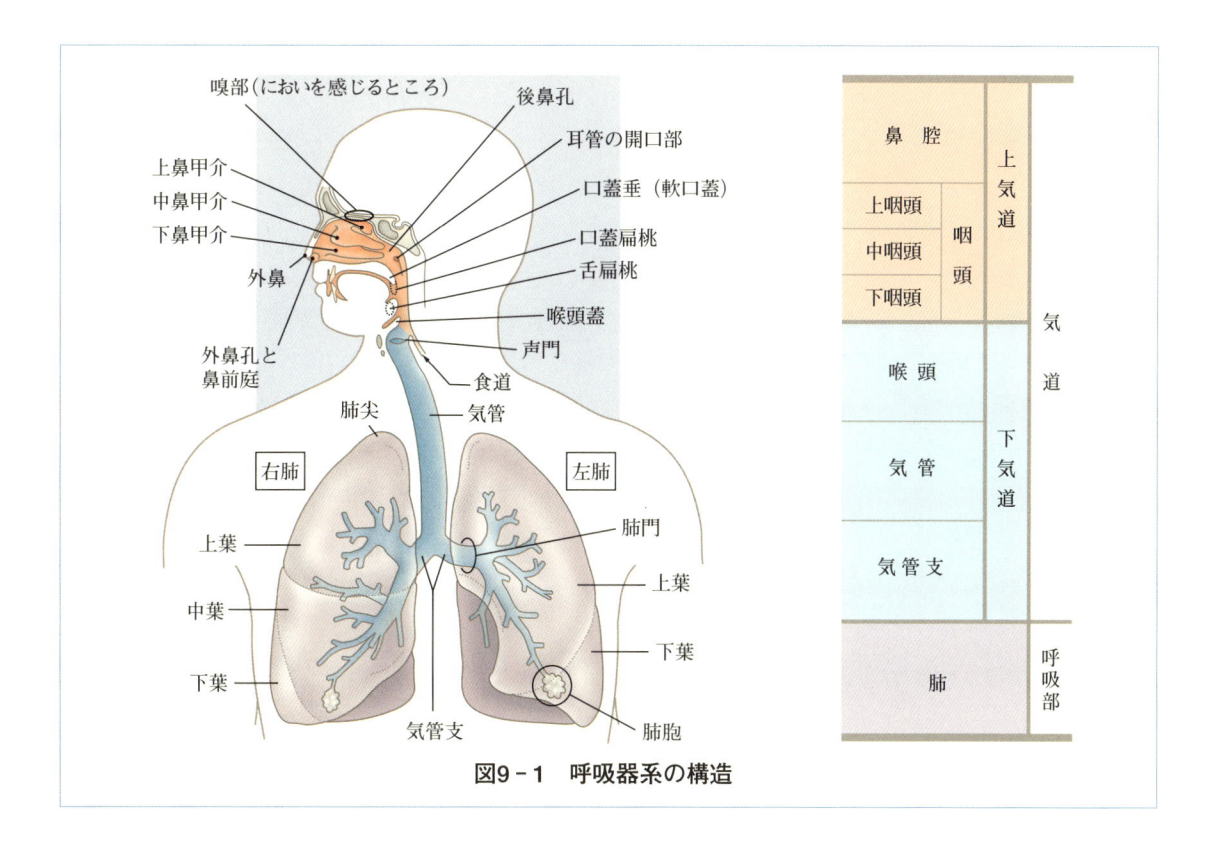

図9-1 呼吸器系の構造

要な役割を果たしている嗅細胞がある。

　鼻腔の周囲にある骨の内部には空気を入れる空所があり，副鼻腔と呼ばれ，前頭洞，上顎洞，蝶形骨洞，篩骨蜂巣がある。

### 2）咽　頭

　咽頭は鼻腔・口腔と食道・喉頭との間にある嚢状の管で，横紋筋で構成されている。咽頭の内腔は咽頭腔と呼ばれ，咽頭鼻部（上咽頭），咽頭口部（中咽頭），喉頭咽頭部（下咽頭）に分けられる。

　上咽頭は上気道の一部で，鼻腔・口腔と喉頭を連絡する。中・下咽頭は上部消化管の一部で，口腔と食道とを連絡している。食物などを嚥下するときには，逆流しないように，軟口蓋が咽頭後壁に接して上咽頭と中咽頭の交通を遮断する。

### 3）喉　頭

　咽頭に続き，気管に移行するまでの部分をいう。空気の通路であるとともに，声帯によって発声器官にもなっている。

### 4）気管と気管支

　気管は，喉頭に続く長さ約10cm，横径約1.5cmの管で，前方にはC字型をした気管軟骨が，後方には平滑筋と粘膜からなる膜性壁がある。食道の前を通って胸腔に入り，心臓の後方でおよそ第4～5胸椎の高さで左右の気管支に分かれる。

　気管支は肺門から肺に入り，樹枝のように分かれながら肺胞に達する。気管粘膜は多列線毛上皮（線毛円柱上皮）でおおわれ，多数の杯細胞や気管腺，気管支腺がある。

## 2. 肺の構造と機能

　肺は，胸腔にある円錐状の器官で，左右に一対ある。表面は臓側胸膜で包まれ，体積は右肺が約1,200mL，左肺が約1,000mL，重量はそれぞれ約600gと500gである。右肺は上・中・下の3葉，左肺は上・下の2葉に分けられる。内側面の中央部は肺門と呼ばれ，ここから気管支，脈管，神経が出入りしている。

　左右の肺に入った気管支は樹枝状に分岐する。右の気管支は3本，左の気管支は2本に分かれ，さらにいくつかの区域気管支に分枝していく。

　区域気管支はさらに枝分かれをくり返し，直径が約1mmの細気管支となり，その先端は肺胞管を経てそれぞれが5～20個の袋状のふくらみ（肺胞）になる。肺胞はきわめて薄い呼吸上皮でおおわれ，左右の肺を合わせて7～10億個あり，総表面積は90～130$m^2$にもなって，呼吸するのに都合よくなっている。

　肺内に出入りする空気の量は，肋間筋と軟骨間筋の収縮による肋骨の挙上，および横隔膜の収縮による呼吸運動によって決められる。呼吸運動は，延髄や脳橋にある呼吸中枢[*1]と，そこへ刺激を送る種々の調節機構との協調によって調節される。

　呼吸は，呼気中の二酸化炭素濃度が増加したり，精神的興奮，温熱刺激によって促進される。

## 3. 血液による酸素，二酸化炭素運搬のしくみ

　肺への血液は，右心室→肺動脈→肺→肺静脈→左心房という，小循環（肺循環）によって供給されている（図5-4）。

　肺動脈は，肺門から入って気管支に沿って分枝する（図9-2）。そして，肺胞の毛細血管網をつくった後，肺静脈となって逆コースをたどって肺門に達して左心房へと流れていく。

　空気から肺胞に取り入れられた酸素は，肺胞を取り巻く毛細血管内の血液に移動する。一方，体

図9-2 肺胞と毛細血管の構造

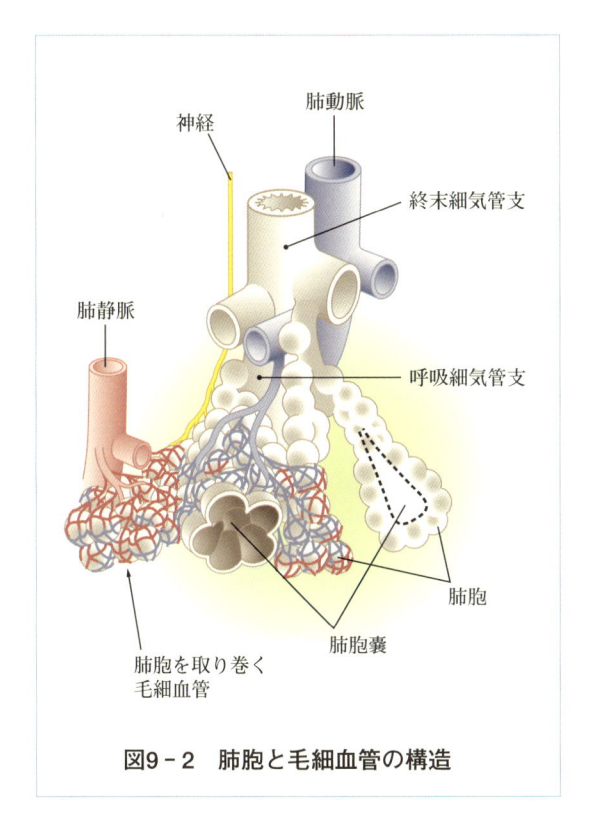

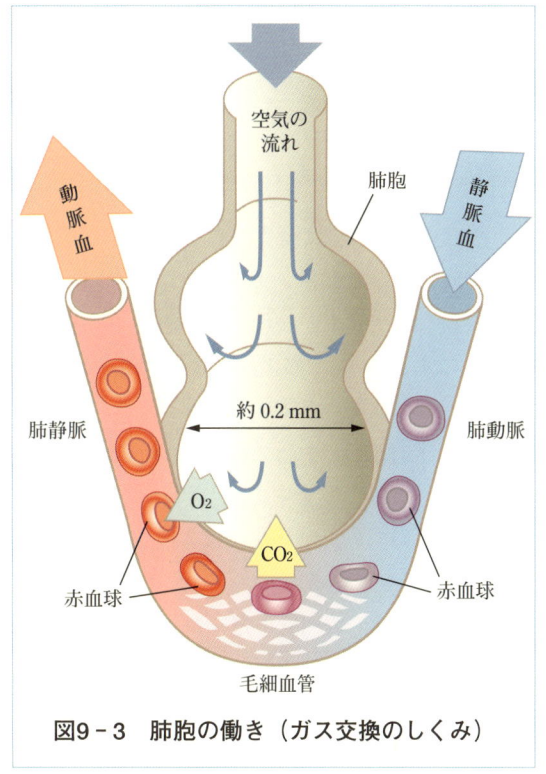

図9-3 肺胞の働き（ガス交換のしくみ）

内の組織で発生した二酸化炭素は肺胞毛細血管血液から肺胞へ放出される（図9-3）。こうして，肺胞では酸素と二酸化炭素の交換が行われており，これを肺呼吸（外呼吸）という。

　肺呼吸の結果，肺静脈を流れる血液は酸素を多く含む動脈血となり，全身に酸素を運ぶ。末梢組織では，毛細血管血液から酸素が組織に，組織で発生した二酸化炭素が毛細血管血液へ移動する。この組織でのガス交換は組織呼吸（内呼吸）と呼ばれる。

### 1）酸素の運搬

　酸素は，血液中では赤血球内にあるヘモグロビンと可逆的に結合してからだのすみずみまで運ばれる。

　ヘモグロビンは，酸素分圧が高いほど酸素と多く結合し，酸素分圧が低いと結合度は低くなるという性質がある。このため，肺胞で酸素を多く含

＊1　**呼吸中枢**

延髄にある呼吸中枢を刺激して呼吸を促進する化学調節として，血液中の酸素分圧低下，pH低下，二酸化炭素分圧の上昇がある。このうち二酸化炭素分圧に対する反応が重要であり，酸素分圧は60mmHg以下にならないと反応があらわれない。このため，呼吸不全の患者に対して急速に高濃度の酸素を吸入すると，二酸化炭素分圧が低下してかえって呼吸が抑制されることもありうる。

んだ動脈血は，酸素分圧の低い末梢の組織へ送られると，ヘモグロビンの酸素結合度は低くなり，酸素が組織へ移行する。

## 2）二酸化炭素の運搬

二酸化炭素は組織で産生され，静脈中の血液へガス交換で移行する。

血液に二酸化炭素が物理的に溶解しているのは約10％にすぎない。二酸化炭素の約80％は血漿中で水和されて炭酸（$H_2CO_3$）となり，ただちに重炭酸イオン（$HCO_3^-$）と水素イオン（$H^+$）に解離し，この結果，血漿中では$HCO_3^-$として存在する。残り19％の二酸化炭素は赤血球内のヘモグロビンと結合している。

静脈血は肺胞毛細血管に運ばれ，ここで血漿中に含まれている$HCO_3^-$は，炭酸を経て二酸化炭素と水になる。二酸化炭素は拡散によって肺胞気へ移動し，大気中に排出される。

## ◆ 演習問題

**問題1．** においを感じる部位はどこか。
　　(a) 鼻腔　　　(b) 副鼻腔　　　(c) 咽頭
　　(d) 喉頭　　　(e) 気管

**問題2．** 血液中の酸素濃度がもっとも高いのはどれか。
　　(a) 下肢動脈　(b) 毛細血管　　(c) 大静脈
　　(d) 肺動脈　　(e) 肺静脈

◎解　答
問題1．(a)　▶ p.93〜94参照
問題2．(e)　▶ p.95参照

# chapter 10 血液，造血器，リンパ系

〈学習のポイント〉
① 血球は骨髄でつくられる。
② 血液は体重の約8％で，物質の輸送，酸塩基平衡の調節，体液量の調節，体温の調節，生体防御，血液凝固などの役割を担う。
③ 赤血球は酸素運搬を行う。
④ 白血球は生体防御に重要である。
⑤ 血小板は止血に重要な働きをもつ。

　血液は，酸素や栄養素を全身に運搬するなど，生命を維持するのに重要な作用をもっている。血液の細胞成分である血球は骨髄でつくられる。また，免疫系に関与するリンパ球は，骨髄でつくられ，リンパ節や胸腺において分化したり成熟し，個々に特徴的な機能をもつようになる（chapter 13参照）。

## 1. 骨髄，造血幹細胞，各血球の分化・成熟

### 1）骨　髄

　骨髄は骨の内部にある網状構造をした造血臓器で，ここで血球がつくられる。血球を産生している骨髄は赤く，赤色骨髄（造血髄）と呼ばれる。胎生後期から幼小児期にかけての時期は，全身にあるほとんどの骨にある骨髄で活発に血球がつくられる。成長するとともに，骨髄はしだいに脂肪細胞に置き換えられ，黄色骨髄（脂肪髄）になる。成人では，頭蓋骨，椎骨，胸骨，肋骨，腸骨などの体幹を構成する骨と，上腕骨や大腿骨の近位部において造血髄が認められる（図10-1）。

### 2）造血幹細胞，各血球の分化・成熟

　血球には，赤血球，白血球，血小板がある。これらは共通の先祖である造血幹細胞からさまざまなサイトカインやホルモンの影響を受けて分化，成熟し，成熟した血球が末梢血液中に流れ出てくる（図10-2）。それぞれの血球は機能を果たした後，寿命がつき，脾臓などで破壊される。

　健康な状態では血球の産生と破壊のバランスはとれ，血液中の血球数はほぼ一定の状態に保たれるしくみになっている。

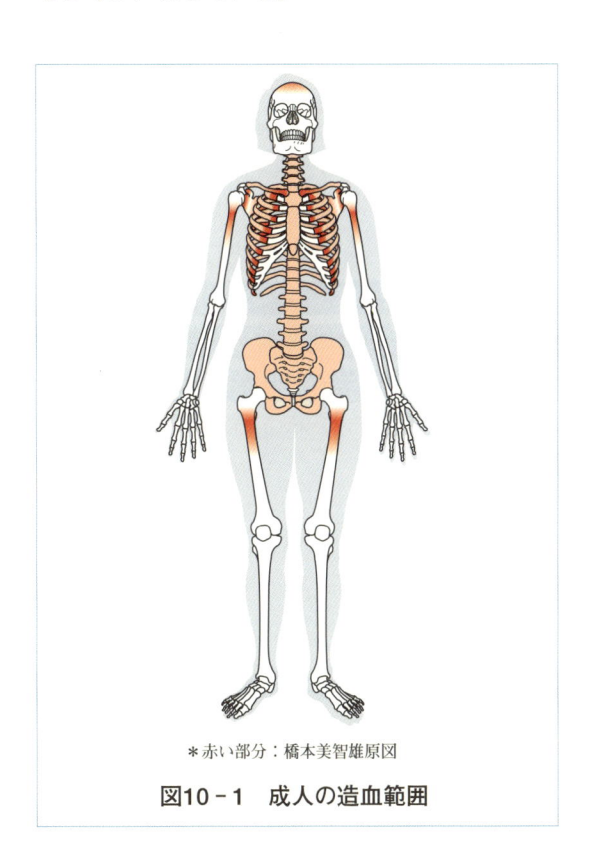

＊赤い部分：橋本美智雄原図

図10-1　成人の造血範囲

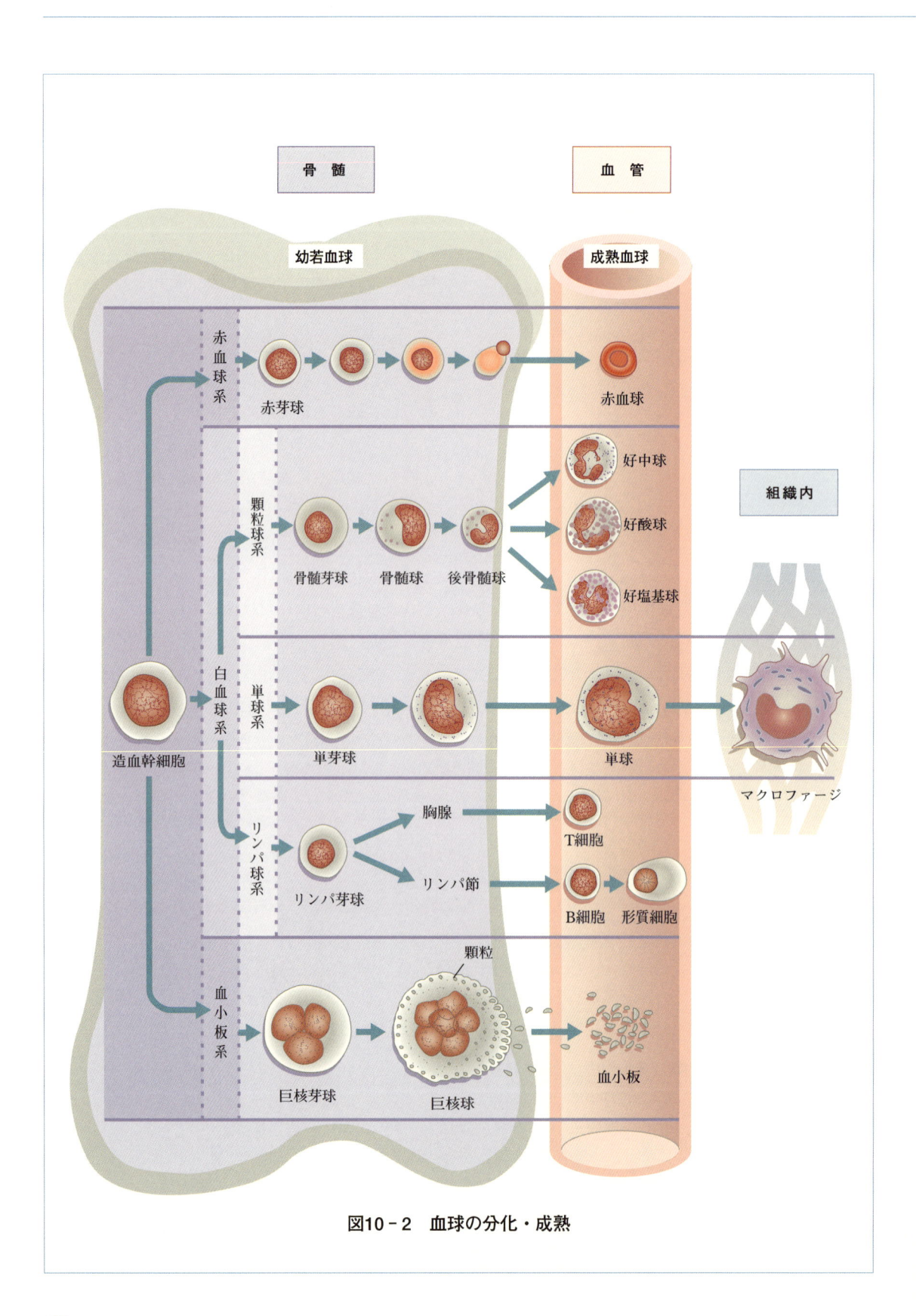

図10-2 血球の分化・成熟

赤血球は，骨髄の中で造血幹細胞から分化した赤芽球が，腎臓でつくられるホルモンのエリスロポエチン[*1]の作用を受けてつくられる。

白血球は，骨髄芽球からコロニー刺激因子（CSF）やサイトカインの影響を受けて成熟し，好中球，好酸球，好塩基球，単球へ分化する。白血球のうち，リンパ球は造血幹細胞に由来するが，胸腺やリンパ節で成熟したリンパ球へと分化成熟する。

血小板は造血幹細胞に由来する巨核芽球からできる大型の巨核球の細胞質が分離してつくられる。

> **＊1　エリスロポエチン**
> 慢性腎不全では腎臓でエリスロポエチンがつくられなくなり，貧血を起こす。これに対し，遺伝子組み換え技術で作成した遺伝子組み換え型エリスロポエチンが有効である。

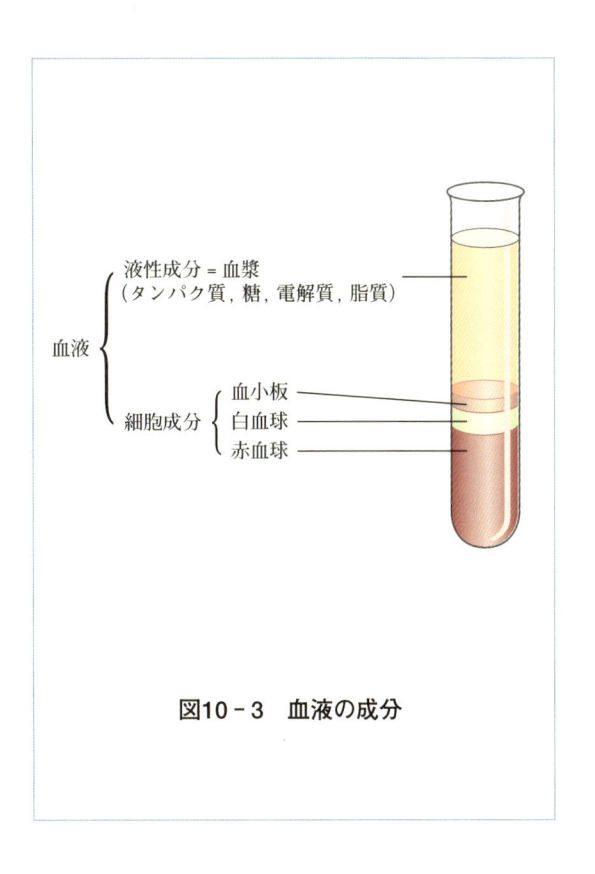

## 2. 血漿成分

血液は体重のおよそ8％を占める。このうち，約45％は赤血球，白血球，血小板などの血球で，残りは液状の血漿成分である（図10－3）。血漿の約90％は水で，これにタンパク質，糖質，脂質，電解質，無機質，酵素，ビタミン，ホルモンなどが溶けている。

なお，血液は，物質の輸送，酸塩基平衡の調節，体液量の調節，体温の調節，生体防御作用，血液凝固作用といった大切な働きをもつ。

### 1）物質の輸送

血液は血管内を循環してさまざまな物質を全身の組織へ運ぶ。

#### （1）酸素の運搬

肺で大気中から取り入れた酸素は赤血球内のヘモグロビンと結合し，血液によって全身の組織へ運ばれる。また，代謝活動によって末梢組織で発生した二酸化炭素も血液によって肺に運ばれ，空気中へ排出される。

#### （2）栄養素の運搬

消化管から吸収した糖質，タンパク質，ビタミン，電解質などは，肝臓や，それらを利用する組

図10－3　血液の成分

織，臓器などに運ばれる。

### （3）老廃物の運搬

組織の代謝で生じた老廃物は血液によって運ばれる。窒素を含有する尿素，尿酸，クレアチニンなどは主として腎臓から尿路系を経て，胆汁酸，胆汁色素（ビリルビン），コレステロール，レシチン，脂肪酸などは肝臓から消化管を通って体外へと排泄される。

### （4）ホルモンの輸送

内分泌臓器で合成されたホルモンは血液に分泌され，標的臓器に運ばれる。ここで細胞受容体（レセプター）と結合してホルモンとしての作用を発揮する。

## 2）酸塩基平衡の調節

血液は酸・塩基の平衡を調節してpHを7.35〜7.45の範囲にたもつ作用があり，生体の代謝活動が行いやすい環境をととのえている。

## 3）体液量の調節

飲水，尿排泄，皮膚や肺から不感蒸泄などによって血液量が調節され，生命活動に適した体液量が常に保たれる。

## 4）体温の調節

血液は全身を循環し，熱が平等にいきわたるようにしている。暑いときには皮下を流れるときに体表面から熱を放散し，寒いときには血管が収縮して放熱をできるだけ少なくし，体温が適度になるよう調整している。

## 5）生体防御作用

白血球の成分である好中球や単球は，細菌などの病原体を貪食して殺菌することによって感染からの防御を担当している。また，リンパ球は抗体を産生するなど，免疫の中心をなしている。

## 6）血液凝固作用

血管に傷がつき，血管外に血液が漏れると，体液の消失を防ぐために血液を凝固して止血する。

# 3．赤血球（RBC）

赤血球は直径が約8〜10μmの円形をした細胞で，まん中がくぼんだドーナツのような形をしている。細胞ではあるが，核はない。細胞質には赤い色をした色素タンパクのヘモグロビンがあり，これが酸素を結合して運搬している。

赤血球数は，血液1μLあたり男性で約500万，女性で約450万である。赤血球の寿命はほぼ120日で，寿命のつきた赤血球は脾臓で破壊される。この際，赤血球中のヘモグロビンは化学的に変化し，ビリルビンになり，肝臓へ運ばれて代謝を受けることになる（図10-4）。

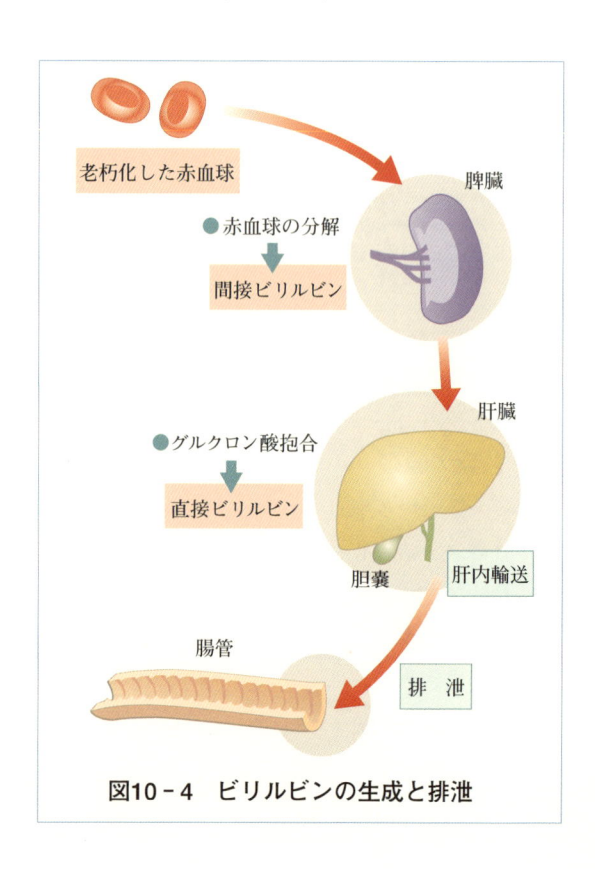

図10-4 ビリルビンの生成と排泄

## 4. 白血球（WBC）

　白血球*2は主に病原体の侵入を防ぐなど防御機構に働く血球である。白血球には，好中球，好酸球，好塩基球，リンパ球，単球の5種類があり，合わせて血液1μLあたり4,000〜9,000個ある。

　好中球は白血球の半数以上を占め，直径12〜15μm程度の大きさの細胞である。活発な運動能，走化性，貪食能などがあり，外から侵入してきた細菌や異物を処理し，排除する。

　好酸球は直径13〜17μmの大きさの白血球で，寄生虫を殺傷するなどの作用があり，免疫反応に関与する。アレルギー疾患や寄生虫症で増える。

　好塩基球は直径が8〜14μm程度の白血球で，免疫や炎症反応に関与する。

　リンパ球は血液を循環するだけでなく，全身のリンパ節，胸腺，脾臓，リンパ液などにも多く存在する。大きさは直径が7〜10μm程度の小リンパ球から14μm以上の大リンパ球などさまざまである。リンパ球は免疫反応の主役を演じる白血球で，免疫グロブリンを産生して液性（体液性）免疫をつかさどるB細胞（Bリンパ球）と，細胞性免疫にあずかるT細胞（Tリンパ球）とに分けられる。

　単球は直径が15〜20μm程度の大きな白血球で，活発な貪食能をもち，細菌や異物を処理する。単球は，血管から組織中に遊走し，大型のマクロファージとなって組織における免疫や炎症反応に関与する。

## 5. 血小板，止血機能，血液凝固・線溶系

　血小板は円形または楕円状の直径2〜4μmほどの小さな細胞で，核はない。血液1μLあたり15〜40万個ある。出血した際に血小板の中からさ

---

*2　白血球
血液塗抹標本をギムザ染色などで染色して，血球の大きさ，細胞質の染まり方（顆粒），核の大きさや形などから，好中球，好酸球，好塩基球，リンパ球，単球に分けられる。好酸球と好塩基球は健康人では少なく，アレルギー性鼻炎などのアレルギー疾患で好酸球が著しく増える。

図10-5 止血のしくみ

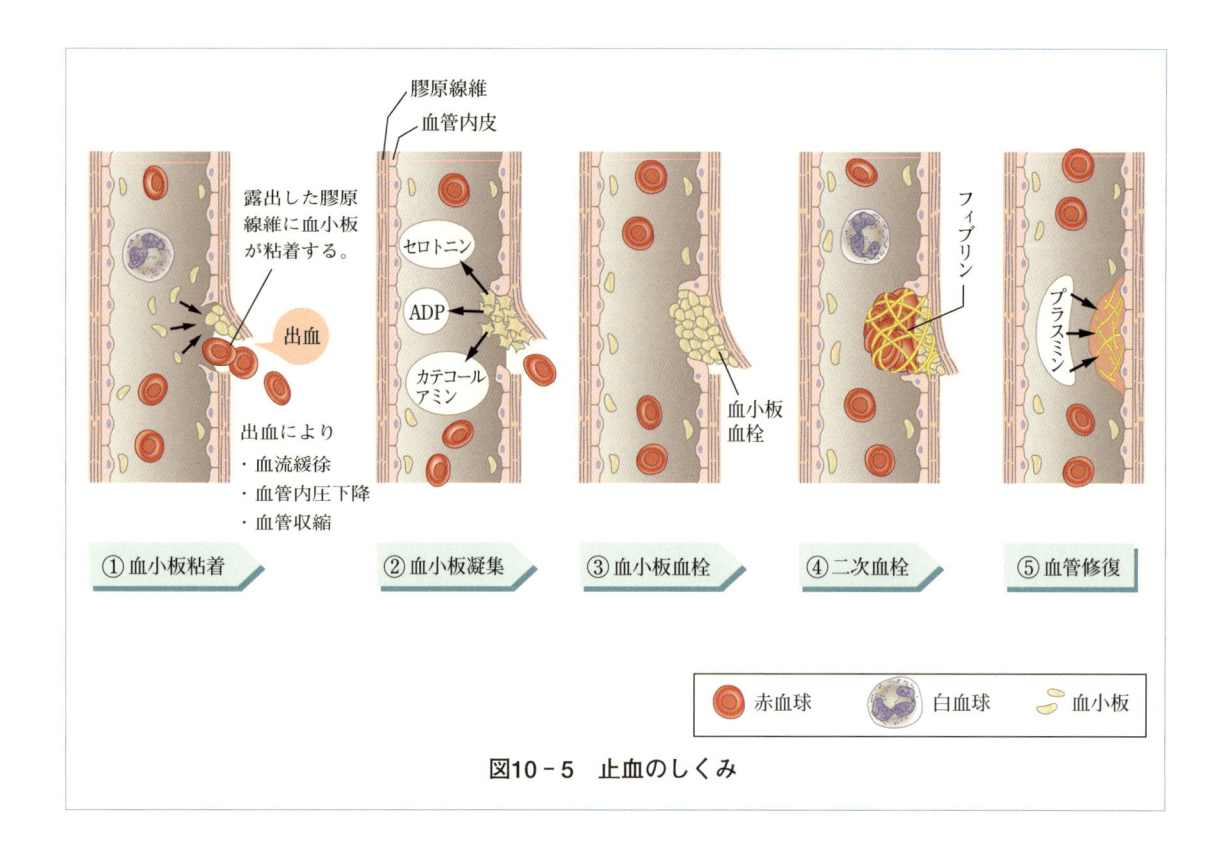

① 血小板粘着
② 血小板凝集
③ 血小板血栓
④ 二次血栓
⑤ 血管修復

まざまな化学物質が放出され，止血に重要な役割を果たす。

血管が傷つくと，中の血液がもれ出す。この現象が出血である。出血すると，人体にとって重要な血液が失われないように，出血を阻止する止血機構が働く（図10-5）。

まず血管が収縮して，血流をなるべく減らす。ついで傷ついた部分の血管に血小板が粘着する。そして，血小板の中にあるセロトニン，カテコールアミン，ADPなどの化学物質が血小板から放出されて，血小板どうしが凝集して血栓をつくり，血管の破綻部をふさぐ。こうしてできる血栓は血小板血栓（一次血栓）と呼ばれ，もろくてはがれやすい。

一方，血漿中にある凝固因子が次々に活性化され，最終的にはフィブリノゲンがフィブリンとなり，フィブリンが血小板でできた血栓をしっかりと固めるようにして強固な二次血栓をつくる。

こうして止血が完了する。やがて血管の損傷は修復され，もはや必要のなくなった血栓は血漿中にあるプラスミンによって溶かされてしまう。この現象をフィブリン溶解現象（線維素溶解現象，略して線溶）という。

## ◆ 演習問題

**問題1．** 成人において血球をつくる臓器はどれか。

 （a）肺    （b）肝臓    （c）脾臓

 （d）腎臓    （e）骨髄

**問題2．** 赤血球の寿命はどのくらいか。

 （a）3日    （b）7日    （c）30日

 （d）120日    （e）365日

**問題3．** 液性（体液性）免疫の中心になるのはどれか。

 （a）好中球    （b）好酸球    （c）好塩基球

 （d）B細胞（Bリンパ球）    （e）単球

**問題4．** 血栓をつくって止血に働くのはどれか。

 （a）赤血球    （b）好中球    （c）形質細胞

 （d）血小板    （e）リンパ球

---

◎解　答

問題1．（e）▶ p.99参照
問題2．（d）▶ p.102参照
問題3．（d）▶ p.103参照
問題4．（d）▶ p.103〜104参照

# chapter 11 運動器（筋骨格）系

〈学習のポイント〉
①運動器系は，骨格系と骨格筋とからなる。
②骨格系は約200個の骨と，軟骨，靱帯から構成される。
③骨形成と骨吸収のバランスは性ホルモンなどによって影響を受ける。
④筋原線維には，太いミオシンフィラメントと細いアクチンフィラメントがある。
⑤筋肉には，速い収縮をする白筋（速筋）と，ゆっくりと収縮する赤筋（遅筋）がある。

　からだは，骨，軟骨，関節からなる骨格系によって支持されている。また，からだの運動は，骨に直接または腱を介して結合する骨格筋が収縮することによって行われる。そこで，骨格系と骨格筋を合わせて運動器系と呼ぶ。

## 1. 骨，軟骨，関節，靱帯の構造と機能

　骨格系は主に骨と軟骨からできている。骨と骨は関節によって連結されており，骨格系はからだを支える支柱になるとともに，関節の屈曲によって運動にも関係している。

　骨は固い骨質と，内側の骨髄が入っている髄腔とからなり，表面は骨膜によっておおわれている（図11-1）。

　骨膜は線維性結合組織膜で，骨を保護するとともに骨の再生にも重要で，造骨細胞が骨を新生し，骨の太さを増していく。

　骨質は，表層にある緻密質と，深層の海綿質とからなる。緻密質には骨組織が層板状に配列し，栄養血管が通る縦の血管腔をハバース管，周囲の同心円状の層板をハバース層板という（図1-5）。ハバース管は，骨膜からの血管を通すフォルクマン管と交通している。海綿質の間隙と髄腔は洞様毛細血管に富んでおり，血球を産生する骨髄となっている。

　人体には，およそ200個の骨があり，軟骨や靱帯と連結して骨格を形成している（図11-2）。骨は頭蓋骨，体幹の骨，手足の骨に区別される。頭蓋骨は板状の扁平骨で，手足の骨は長く伸びた管状の長骨でできている。

　骨と骨との結合は，頭蓋骨の縫合のように多少

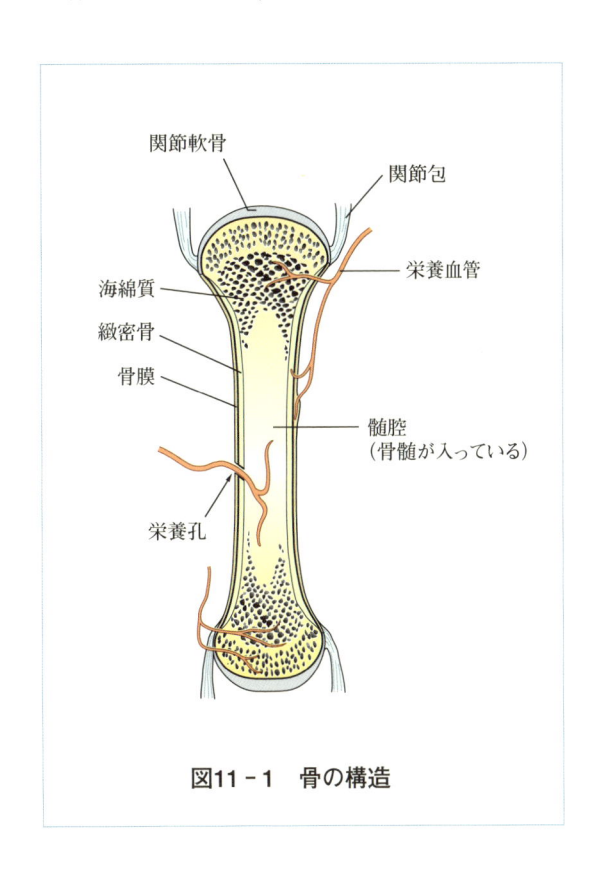

図11-1　骨の構造

図11−2　全身の骨格

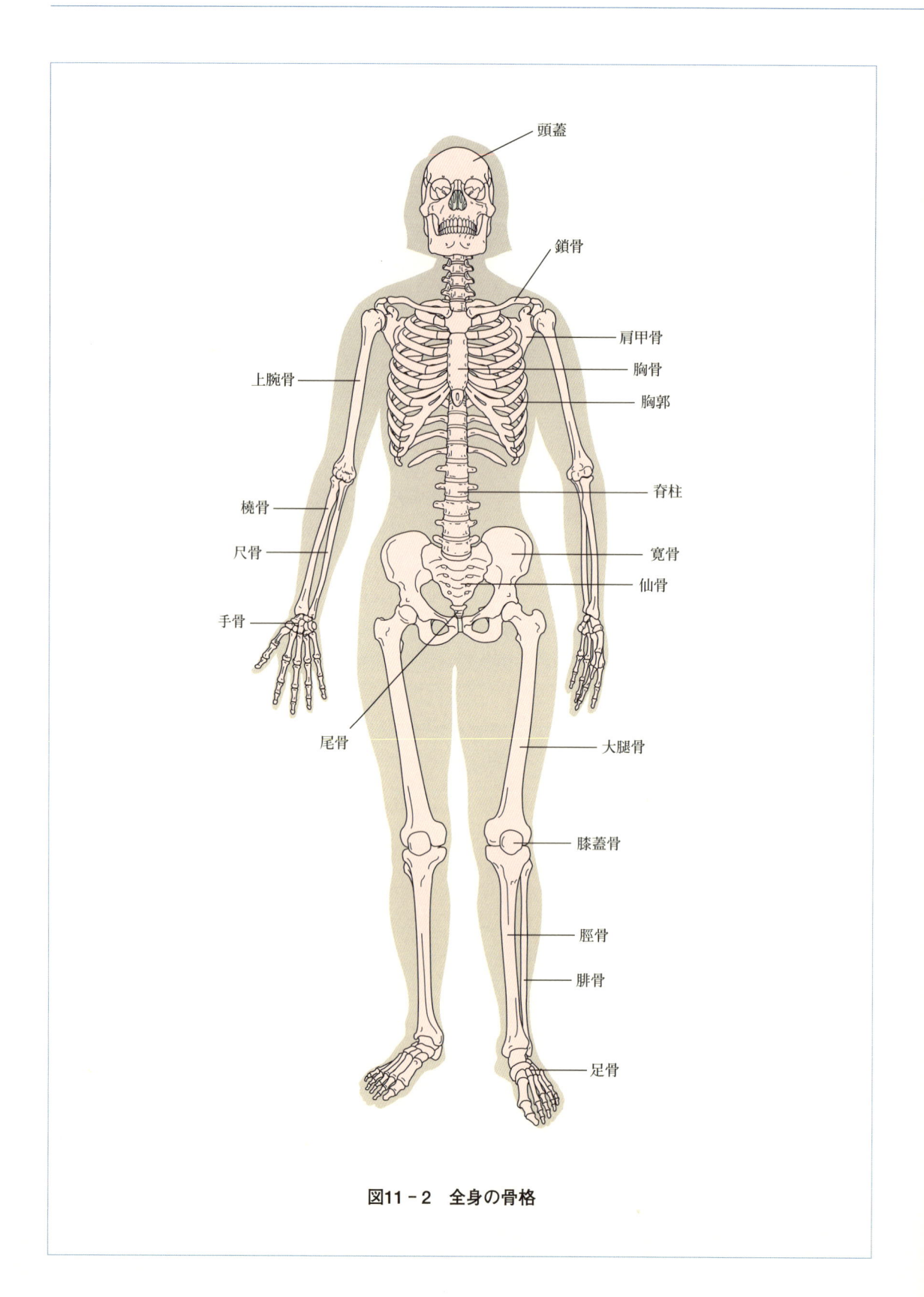

図11-3 関節の構造（膝関節）

**＊1　関節軟骨**
関節軟骨は関節面を薄く滑らかにおおう軟骨である。圧迫されると変形できるので、関節の動きを滑らかにすることができ、骨の摩耗を防ぐ役目もある。関節軟骨には血管や神経がなく、このため軟骨への栄養は滑液（関節液）から供給されている。変形性関節症は関節軟骨が破壊され、関節が変形する病気である。

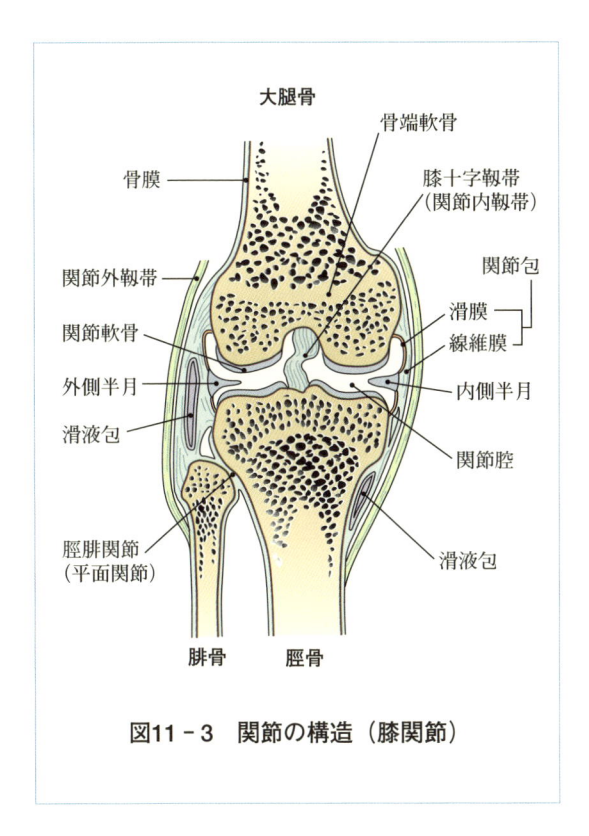

の結合組織や軟骨が間に介在して結合する不動結合と，肘や膝など関節を介して可動性の結合をするものとがある。関節面は関節軟骨＊1によっておおわれ，結合部は線維膜と滑膜という2層の関節包によって包まれる（図11-3）。関節包に包まれた内腔は関節腔と呼び，滑液（関節液）で満たされている。連結部は，膠原線維が束になった靱帯で補強されている。

## 2. 骨の発生，成長

ほとんどの骨は，まず軟骨が骨の原型となり，それが骨に置き換えられて発生する（図11-4）。
長管骨では，表面の軟骨膜にあらわれる骨芽細胞が骨をつくり，骨を太くしていく（軟骨外骨化）。また，骨幹の中央にある軟骨がしだいに骨に置き換わりながら両骨端へと伸びていく（軟骨

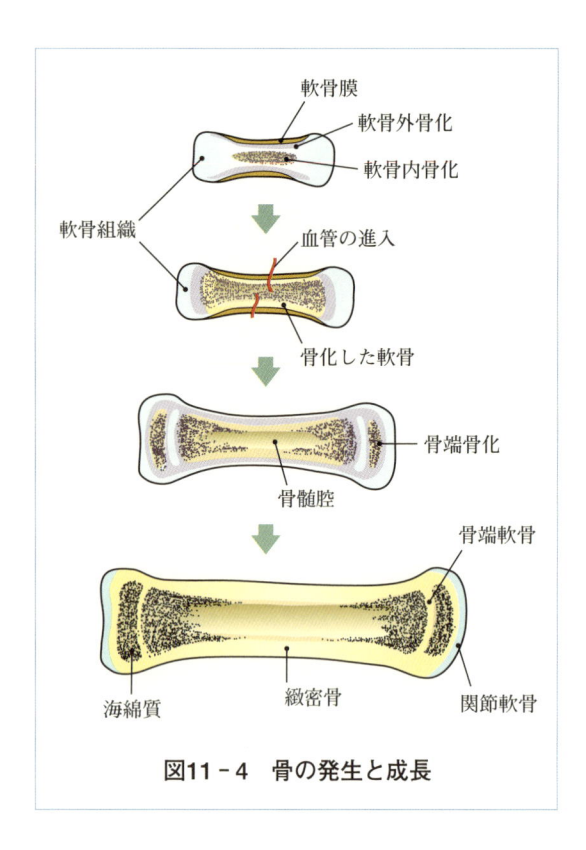

[図11-4 骨の発生と成長]

内骨化)。さらに，骨端部にある骨端軟骨でも骨化が起こり，長軸方向へ骨が伸びていく。骨端軟骨は思春期までは残って骨の成長を行うが，成人になると骨端軟骨は完全に骨組織で置き換わってしまい，長管骨が長軸方向へ成長できなくなり，身長は伸びなくなる。

なお，頭蓋骨や肩甲骨などの扁平骨では軟骨ではなく，結合組織性の膜から骨が形成される。このような骨の発生を膜性骨化と呼ぶ。

## 3. 骨形成，吸収

骨は，コラーゲンでできた骨基質に，カルシウム，リン，マグネシウム，フッ素などが沈着してつくられている。

カルシウムは骨や歯の形成と維持，筋収縮，神経興奮の伝導，血液凝固などに重要な働きをしている。からだには約1kgのカルシウムがあるが，その99％は骨に蓄えられている。骨は生きた細胞からできており，血管の分布も豊かで，再吸収されては再形成され，カルシウムなどの無機質をからだの要求に応じて代謝する役目もある。

骨の形成は骨芽細胞によって行われる。骨芽細胞は，コラーゲンを分泌して骨基質をつくる。これにカルシウムが沈着してできる新しい骨に取り囲まれて，骨芽細胞は骨細胞になる（図1-5）。

骨の吸収は破骨細胞によって行われる。破骨細胞は，血液を循環している単球が血管の外に出てできる大型の細胞で，酸とタンパク分解酵素を分泌する。これらが骨の石灰を溶かし，かつ骨基質を分解して骨を溶解する。破骨細胞による骨の吸収により，骨構造は改変され，カルシウム維持にも役立っている。

骨吸収と骨形成のバランスは，性ホルモンとくにエストロゲンや加齢によって影響を受ける。エストロゲンは骨吸収を抑制して骨代謝平衡を調節しているが，閉経してエストロゲン分泌が減少すると骨吸収が進み，骨粗鬆症[*2]にかかりやすくなる。

## 4. 筋肉の構造と機能

筋肉は，刺激を受けて収縮し，からだや内臓の運動を起こす。筋組織は，構造と収縮のしかたの違いから，骨格筋，心筋，平滑筋の3つに大きく分けられる（表11-1）。

骨格筋は横紋筋からできている。神経の刺激を受けて収縮する随意筋で，からだの運動を行う。また，一定の緊張状態により，関節を安定して姿勢を保つ作用もある。さらに，骨格筋を収縮させたり弛緩することによってエネルギーを消費させて熱を発生させる役目もある。典型的な骨格筋は紡錘形をし，中央部分を筋腹，骨に付着する部分

### 表11-1 筋肉の分類と特徴

| 筋肉の種類 | | 主な機能 | 横紋の有無 | 支配神経 |
|---|---|---|---|---|
| 骨格筋 | 白筋（速筋） | 骨格の位置関係の変化または維持 | あり | 体性神経（運動ニューロン） |
| | 赤筋（遅筋） | 身体の運動と姿勢の維持 | | |
| 心筋 | | 心臓のポンプ作用 | あり | 自律神経 |
| 平滑筋 | | 臓器の運動 | なし | 自律神経 |

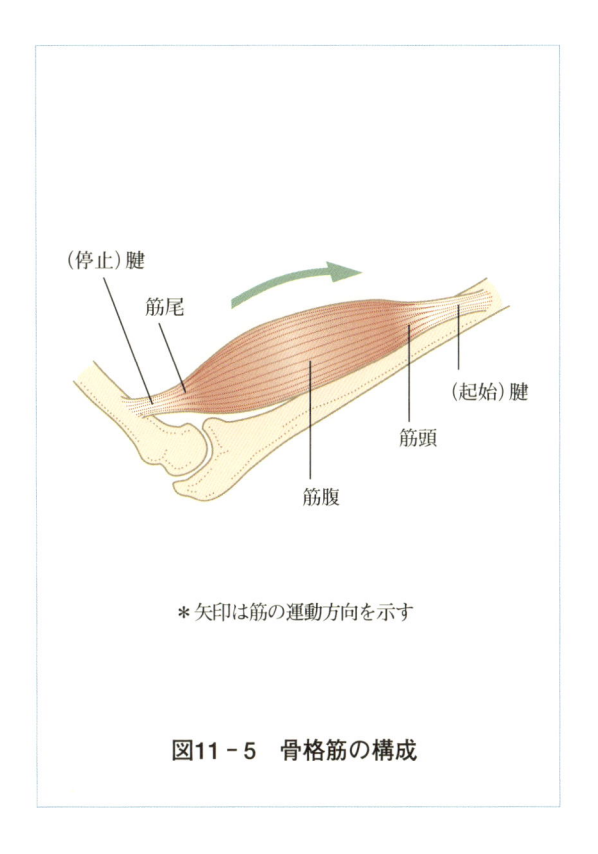

図11-5 骨格筋の構成

＊矢印は筋の運動方向を示す

で動きの少ない方を筋頭，動きの多い方を筋尾と呼ぶ（図11-5）。筋を包む膜は筋膜という。

心筋は心臓を構成する筋組織で，横紋筋ではあるが，意思では動かせない不随意筋である。自律神経の支配を受ける。

平滑筋は胃，腸，膀胱，血管，子宮などの臓器の壁を形成する筋組織である。自律神経の支配を受け，随意的に収縮できない不随意筋である。

### 1）骨格筋の構造

骨格筋の表面は筋膜でおおわれ，その内部には多数の筋線維の束である筋束がある（図11-6）。筋線維は直径10〜100μm，長さ数cm〜数10cmの細長い円柱状で，両端は腱につながっている。筋線維の内部には多くの直径1〜2μmの細長い収縮性のある線維が長軸に沿って並んでいる。この細い線維を筋原線維といい，筋原線維の収縮によって筋肉が収縮する。

＊2　骨粗鬆症
骨粗鬆症は，骨量が減少し，骨組織の微細構造が破綻して骨折しやすくなった全身性の疾患をいう。とくに閉経後の女性や高齢者に多い。骨量の減少は，骨吸収と骨形成のバランスが乱れて起こり，女性ホルモンの喪失や加齢に関連する諸因子が関与するとされる。身長低下，円背，腰背部痛などがみられ，転倒すると簡単に骨折してしまう。

図11-6　筋の構造

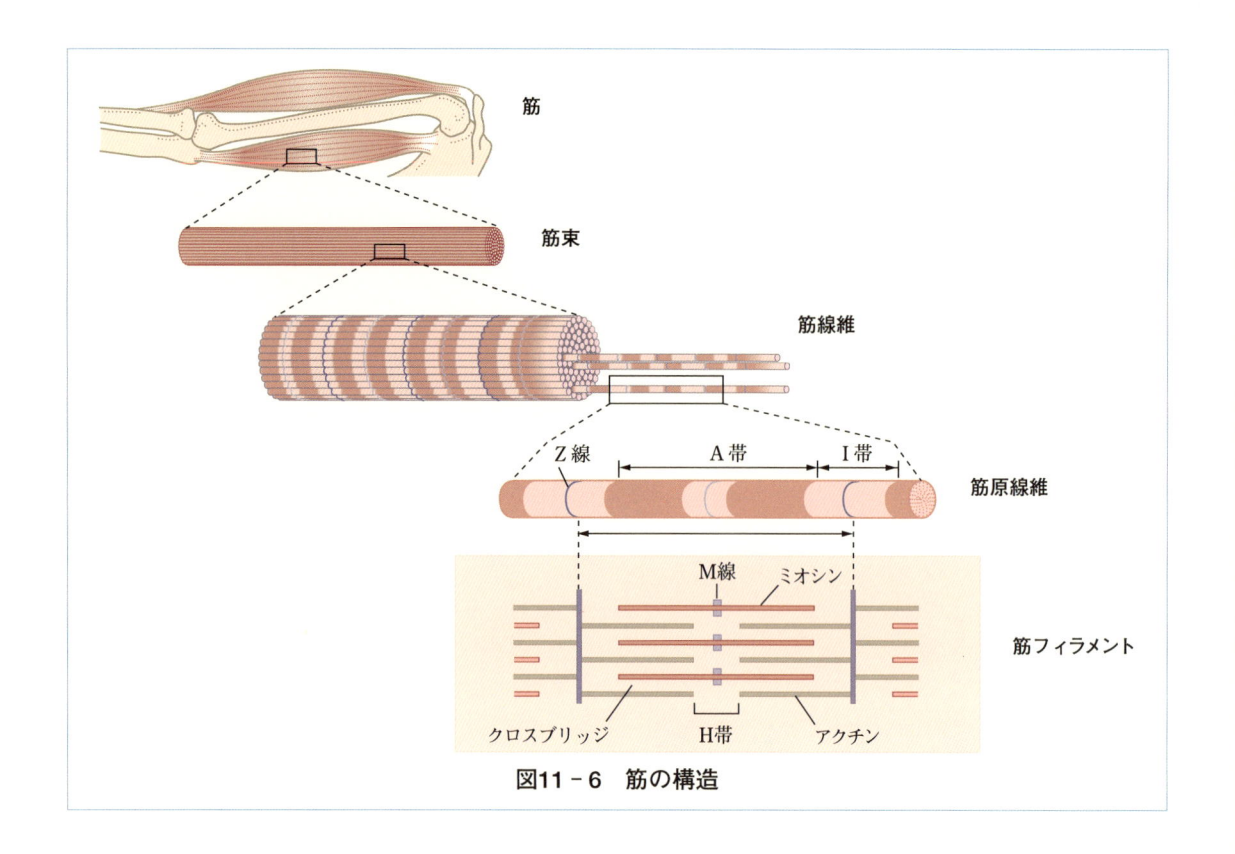

　筋原線維には太い線維のミオシンフィラメントと細い線維のアクチンフィラメントとがあり，長軸に沿って規則正しく配置されている。この両線維は部分的に重なり，これを顕微鏡で観察すると明暗の縞模様に見えるので横紋筋と呼ばれる。アクチンフィラメントの付着部位をZ線といい，ミオシンフィラメントはM線で固定されている。Z線を含む明るい部分はI帯と呼ばれアクチンフィラメントだけがあるが，アクチンフィラメントとミオシンフィラメントの重なる暗い部分はA帯と呼ばれる。筋原線維の周囲には，ミトコンドリア，滑面小胞体（筋小胞体），多量のグリコゲンなどが含まれている。

## 2）筋肉の収縮

　筋小胞体内部にはカルシウムイオン（$Ca^{2+}$）が多量に貯蔵されており，神経の刺激を受けて活動電位が伝わると$Ca^{2+}$が細胞質に放出される。放出された$Ca^{2+}$はアクチンフィラメントにあるトロポニンと結合し，これによってアクチンが活性化されてミオシンの側枝と結合する。すると側枝はオールでボートをこぐようにしてアクチンを引き寄せ，筋肉が収縮することになる。筋収縮に必要なエネルギーはATPによって与えられる。

　筋肉が収縮した後，$Ca^{2+}$は再び筋小胞体に取り込まれ，細胞質内の$Ca^{2+}$濃度は低下して元の状態に戻り，筋肉が弛緩する。

　何も持たないで肘を屈曲させるような場合には，筋肉は収縮して短くなるが，筋肉にかかる張力はほぼ一定である。このような収縮を等張性収縮という。一方，肘を動かさないで重い物を支えるときには，筋肉は長さを変えないで収縮する。このような筋収縮を等尺性収縮という。すべての筋運動はこの両者の組み合わせで起きる。

図11-7 主な全身の筋肉

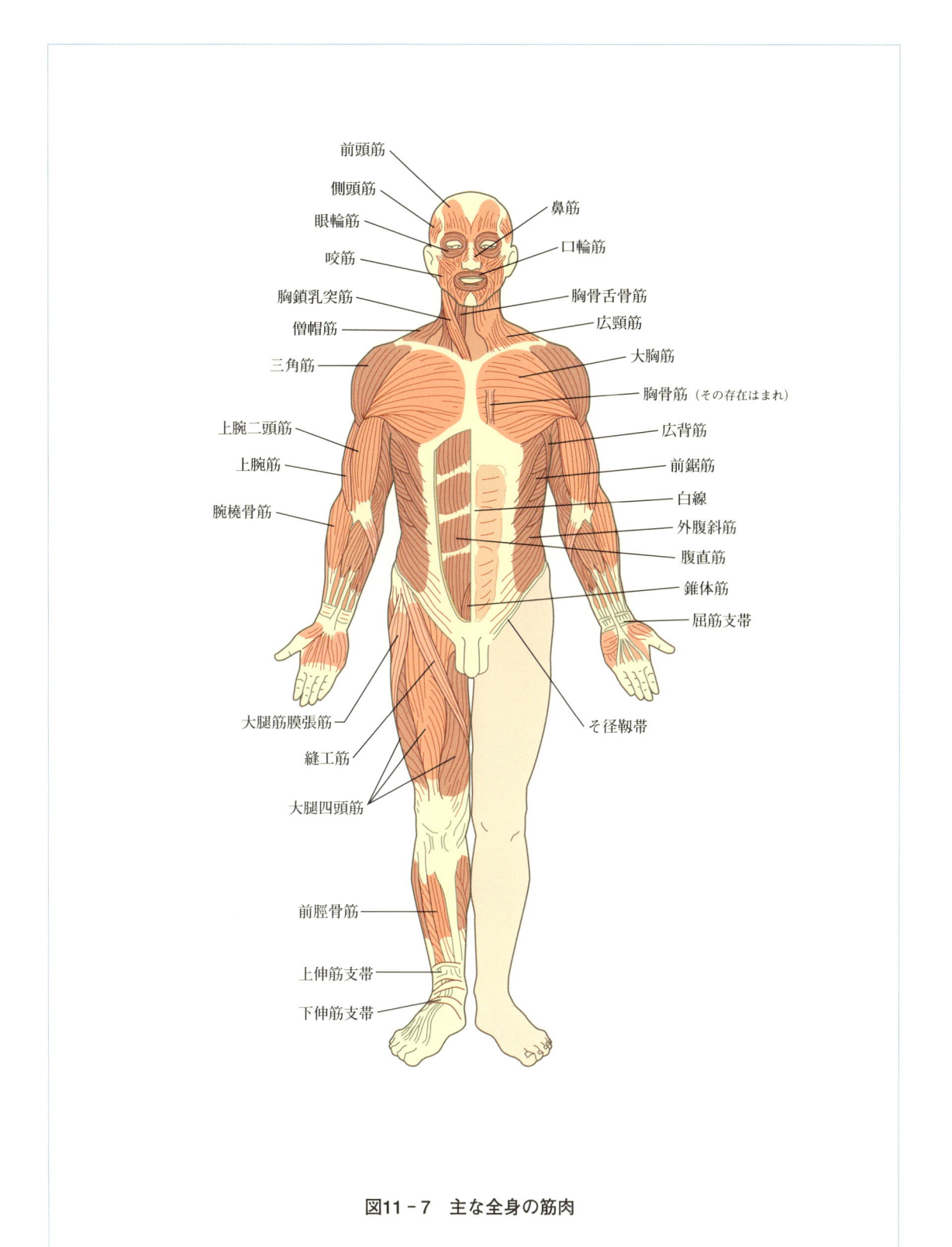

### 3）筋肉の疲労

　強い運動を持続的に行うと，やがて筋肉は強い収縮を維持できなくなる。そして，しばらく休むと再び強い収縮ができる。このような現象を筋肉の疲労といい，主に筋細胞内のATPが減少することが原因で起こる。このほか，乳酸，クレアチニン，ケトン体など代謝産物の蓄積や，pHの低下なども疲労の原因になる。

### 4）主な骨格筋

　全身を構成する主な骨格筋を図11‐7に示す。

## 5．白筋と赤筋

　骨格筋の細胞には，すばやく収縮できるが持続時間の短いものと，ゆっくりと収縮して持続時間の長いものとがある。

　速い収縮をする筋細胞はミオグロビンの含有量が少なく，これを多く含む筋肉は色が薄いところから白筋（速筋）と呼ばれる。一方，収縮が遅い筋細胞だけからなる筋肉は，ミオグロビンを多く含んで暗赤色に見えることから赤筋（遅筋）と呼ばれる。

　白筋は細かい巧みな運動に適しており，眼筋や腓腹筋などに多い。一方，赤筋は長くゆっくりとした収縮，たとえば姿勢を保持するような持続的な筋収縮に適しており，ヒラメ筋などに多い。

## ◆ 演習問題

**問題1．** 扁平骨はどれか。
　　(a) 頭蓋骨　　　(b) 鎖骨　　　(c) 上腕骨
　　(d) 脊椎骨　　　(e) 腓骨

**問題2．** 骨の形成に重要でないのはどれか。
　　(a) カリウム　　　(b) カルシウム　　　(c) コラーゲン
　　(d) マグネシウム　(e) リン

**問題3．** 誤った記述はどれか。
　　(a) 心筋は横紋筋である。
　　(b) 筋線維の両端は腱につながる。
　　(c) 筋収縮に必要なエネルギーはATPから得られる。
　　(d) 筋肉が長さを変えないで収縮するのを等張性収縮という。
　　(e) 筋肉の疲労では筋肉内に乳酸が蓄積する。

◎解　答
問題1．(a) ▶ p.107参照
問題2．(a) ▶ p.110参照
問題3．(d) ▶ p.111〜112, 114参照

# chapter 12 生殖系

〈学習のポイント〉
①男性生殖器は，精巣，精巣上体，精管，射精管，尿道，精嚢，前立腺，付属腺，陰茎，陰嚢などからなる。
②女性生殖器は，卵巣，卵管，子宮，膣，外陰部からなる。
③女性では卵胞ホルモン（エストロゲン）と黄体ホルモン（プロゲステロン）の影響によって性周期がみられる。
④卵子と精子の受精で妊娠が始まり，約40週で分娩される。

　生殖系は種の存続に重要な役割をもつ器官である。生殖腺と，そこで産生された生殖細胞（精子，卵子）の輸送管と付属腺からなる。出口は交接器となり，女性では産道としても働く。

## 1. 生殖系の構造と機能

### 1）男性生殖器の発育過程，形態，機能

　男性生殖器は，生殖細胞である精子をつくり出して排出（射精）し，女性体内に送り込む器官である（図12-1）。精子をつくる精巣（睾丸），精子を輸送する輸送管である精巣上体（副睾丸），精管，射精管，尿道，途中に開口する精嚢，前立腺，尿道球腺などの付属腺，交接器としての陰茎，精巣を入れる陰嚢などの外陰部が生殖器である。

　精巣は陰嚢中にある約8～10gのだ円形をした実質性器官で，線維性被膜に包まれ，実質は多数

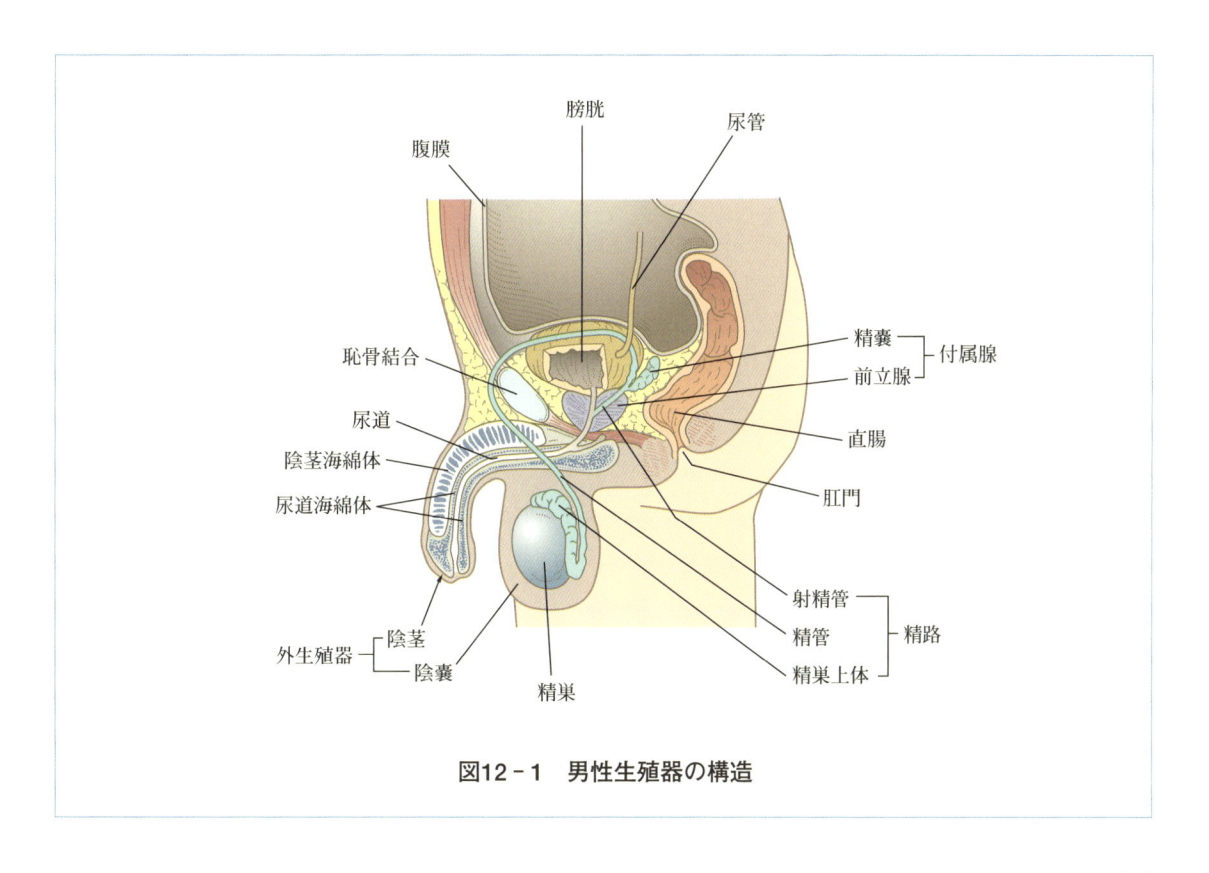

図12-1　男性生殖器の構造

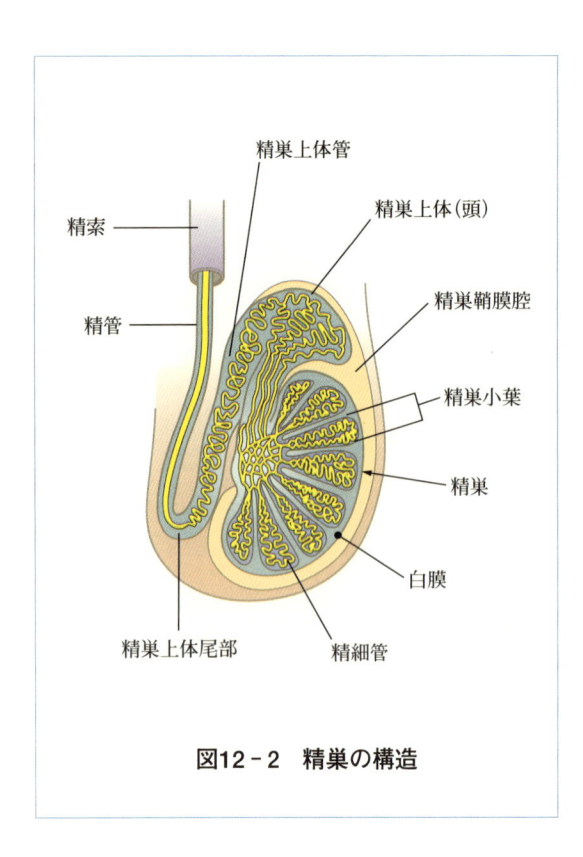

の小葉に分かれている（図12-2）。小葉には数珠状になった精細管があり，ここにある精上皮細胞で精子がつくられる。結合組織内には間細胞（ライディッヒ細胞）があり，男性ホルモン（テストステロン）が分泌される。精細管は集合して精巣網をつくり，精巣輸出管を通って精巣上体に入り，精管，射精管を経て射精される。

### 2）女性生殖器の発育過程，形態，機能

女性生殖器には，卵子をつくり出す卵巣，排卵によって放出された卵子を子宮へ運ぶ卵管，授精卵を一定期間発育させる子宮，精子の受け入れと産道をかねる腟，外陰部がある（図12-3）。

卵巣は子宮の両側に1対ある卵円形をした実質性の器官である。卵巣には種々の発達段階にある卵胞が散在する。原始卵胞から成熟してできる胞状卵胞（グラーフ卵胞）は，破れて卵子を腹腔内に放出する（排卵）。破裂した成熟卵胞は赤体を

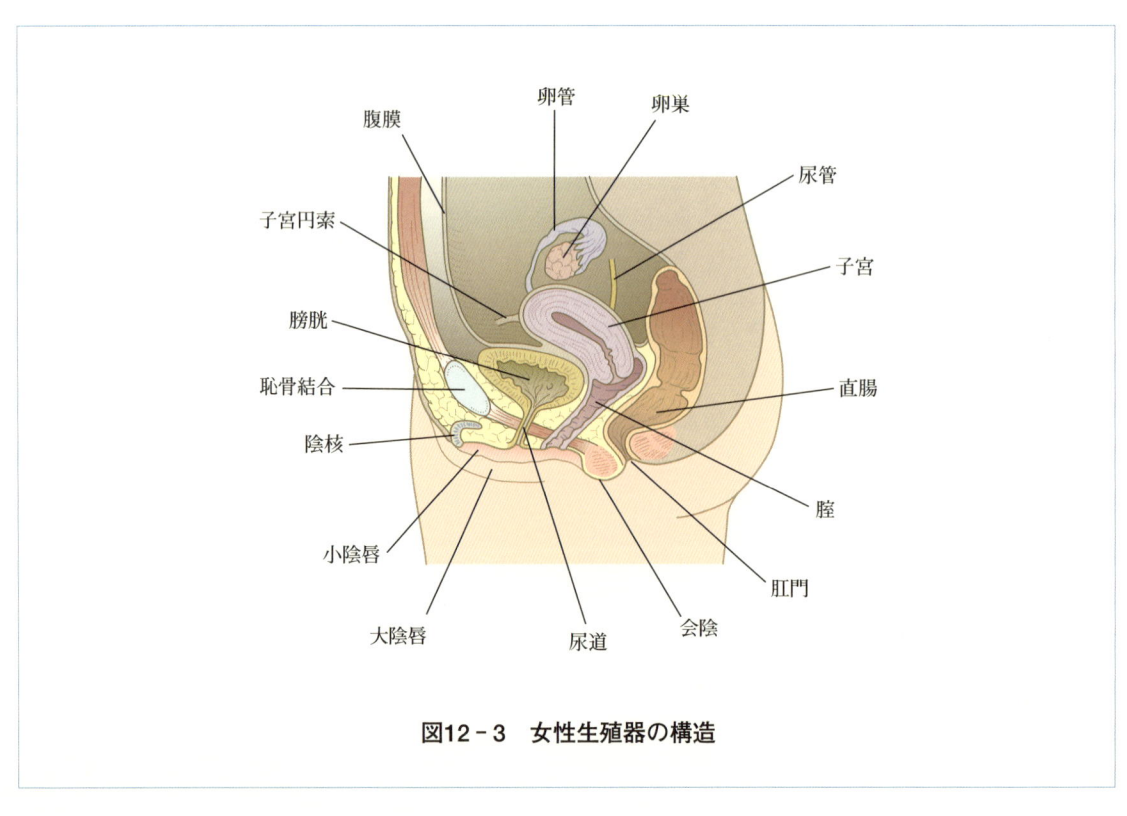

**図12-2 精巣の構造**

**図12-3 女性生殖器の構造**

経て黄体となり，受精しない場合には吸収されて萎縮した白体となる（図12-4）。

腹腔内に排卵された卵子は，卵管采から卵管内に取り入れられる。腟から入ってきた精子は卵管内で卵子と受精し，受精卵は卵管を通って子宮に着床する。子宮の中で，受精卵から10カ月にわたって胎児が育成される。

### 3）性周期，排卵の機序

女性では，下垂体から分泌される性腺刺激ホルモン（FSH，LH）の影響を受けて卵胞が発育し，卵胞上皮から分泌される卵胞ホルモン（エストロゲン）と，黄体細胞から分泌される黄体ホルモン（プロゲステロン）が子宮内膜を変化させる（図12-5，6）。

ホルモン刺激を受けて約28日の周期で卵巣と子宮内膜が変化する現象を性周期といい，次のようなサイクルがくり返される

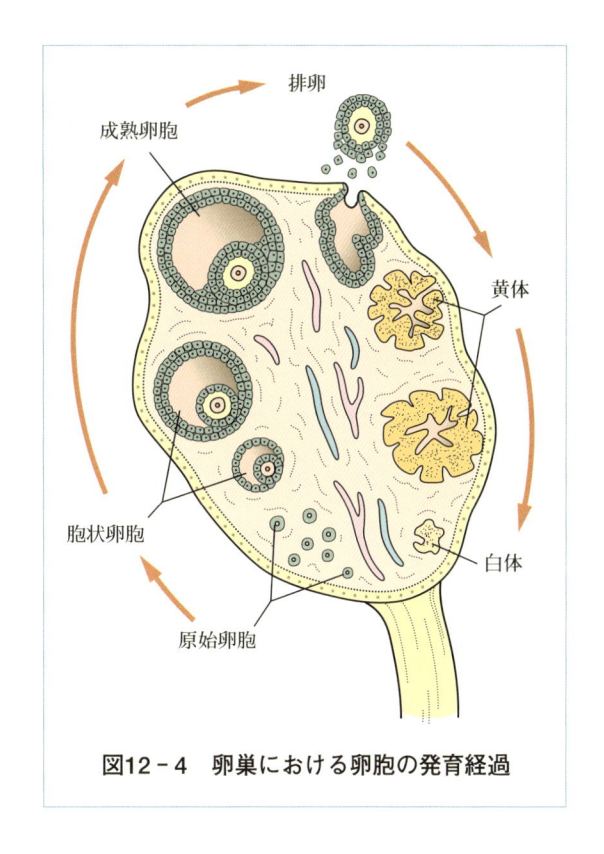

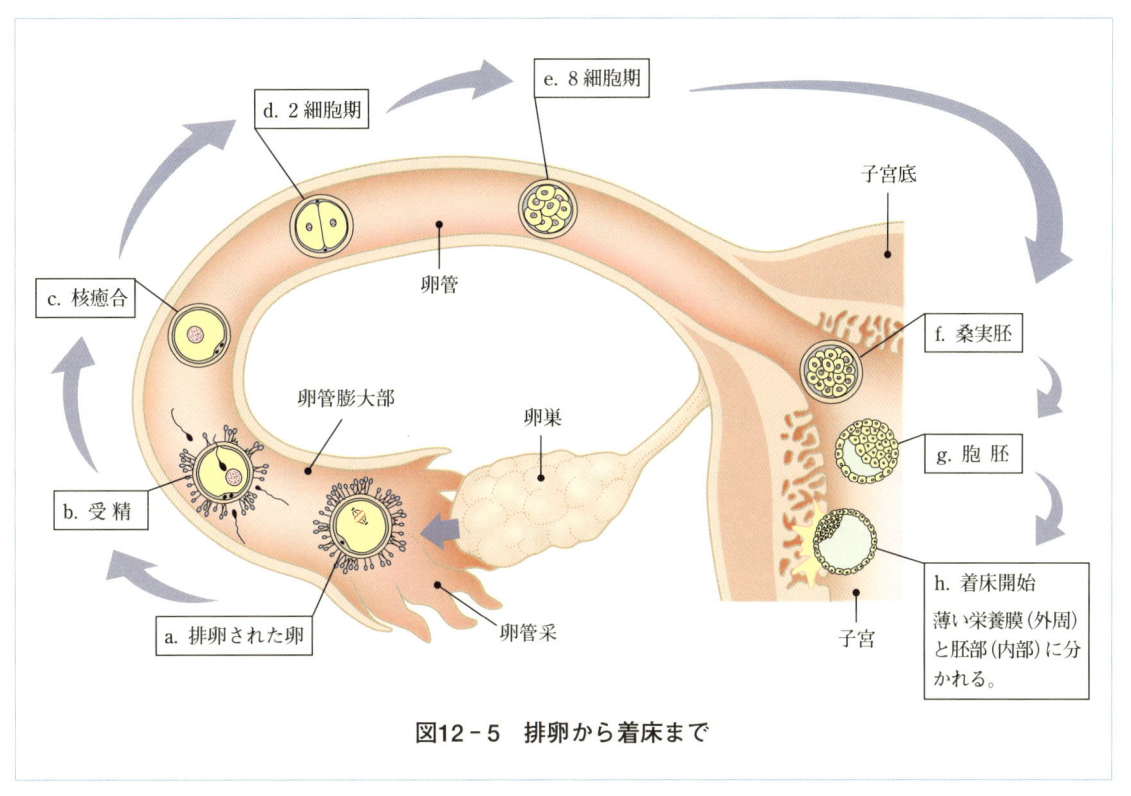

**図12-4　卵巣における卵胞の発育経過**

**図12-5　排卵から着床まで**

### (1) 月経期

排卵しても受精が行われないと妊娠は成立しない。この場合には、排卵後10〜12日で子宮腺の分泌が停止し、子宮内膜への血流が停止して子宮内膜が壊死する。そして子宮内膜が剥離して腟から出血し、平均して5日間、平均35mLの出血が起こる。

### (2) 増殖期，卵胞期

下垂体から分泌される卵胞刺激ホルモン（FSH）の作用によって卵胞が成熟する時期である。成熟した卵胞上皮から分泌されるエストロゲンにより、月経ではがれた子宮内膜は修復され、子宮内膜が増殖する。

### (3) 分泌期，黄体期

卵胞期に血中エストロゲン濃度が高くなると下垂体から黄体形成ホルモン（LH）の分泌が増加する。そしてLHは成熟卵胞に作用し、排卵を誘発する。さらにLHは排卵した後の卵胞壁を黄体に変化させる。変化した黄体からはプロゲステロンとエストロゲンが分泌され、これらは子宮内膜に作用して子宮腺の分泌を促す。そして子宮内膜は受精卵が着床するのに適した状態となる。

ると子宮頸部が伸展され、種々のホルモンや生理活性物質の影響を受けて子宮が激しい収縮を起こす。こうして陣痛が起こり、胎児と付属物（胎盤、臍帯、卵膜、羊水）が母体外に排出される。この現象が分娩である。

詳しくは、「応用栄養学」を参照のこと。

## 2. 妊娠と分娩

排卵された卵子が精子と受精して受精卵となる。受精卵は細胞分裂を行いながら卵管内を子宮腔内に移動し、子宮内膜に着床する。こうして妊娠がはじまる。

妊娠すると胎児と母体とを結合する胎盤が形成される。胎児は胎盤を通じて、酸素や栄養物を母体から取り込み、一方、代謝の結果生じた二酸化炭素や老廃物を排出する。こうして胎児は子宮内で約40週間、発育を続ける。

受精してから約40週で出産が近づくと、子宮の収縮性が増強する。胎児が産道を降下しはじめ

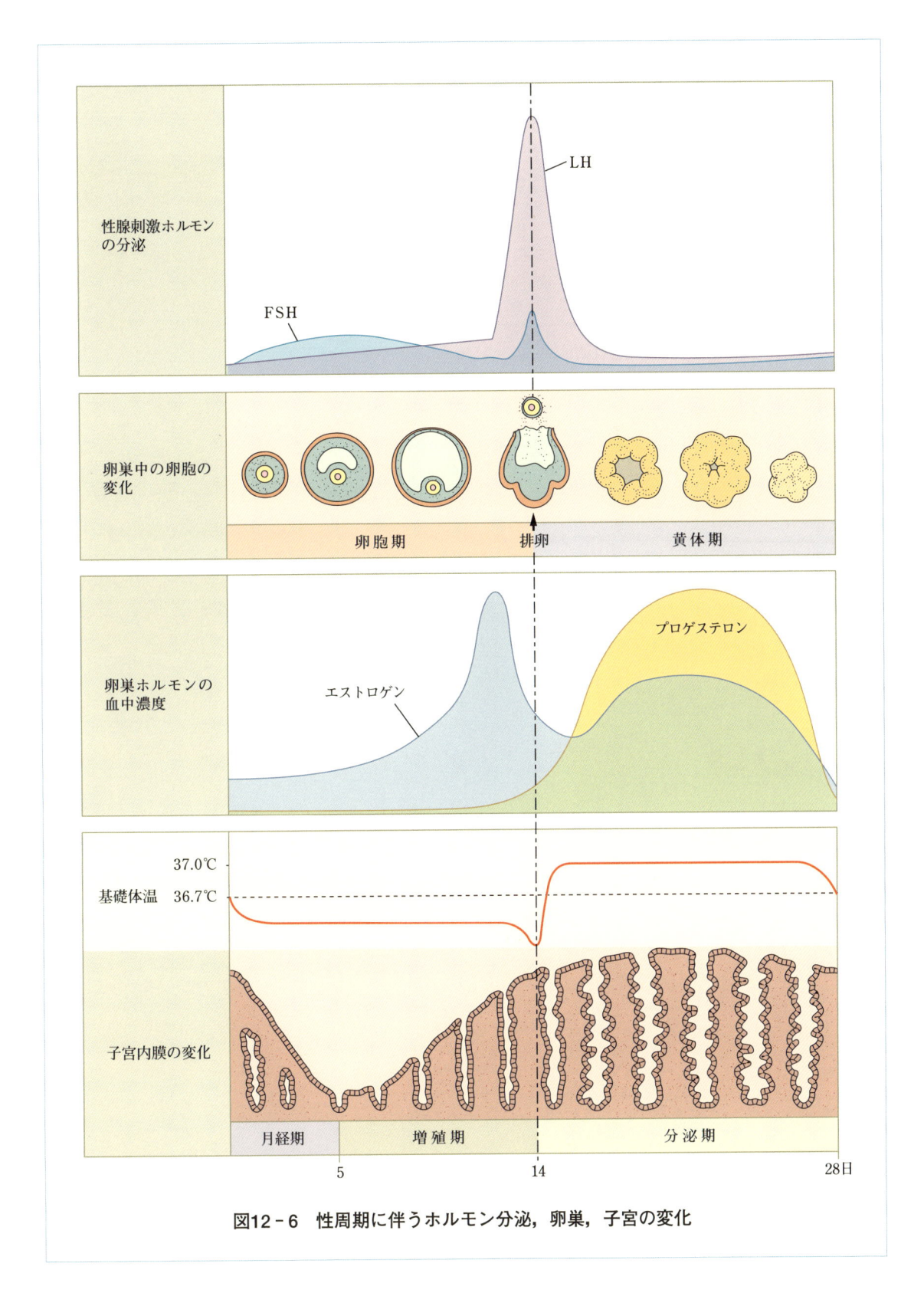

図12-6 性周期に伴うホルモン分泌，卵巣，子宮の変化

◆ **演習問題**

**問題1．** 男性ホルモン（テストステロン）を分泌するのはどれか。
　　　（a）精巣　　　　（b）精管　　　　（c）精巣上体
　　　（d）精囊　　　　（e）前立腺

**問題2．** 性周期の黄体期にみられるのはどれか。
　　　（a）FSHの上昇
　　　（b）LHの著増
　　　（c）エストロゲンの増加
　　　（d）プロゲステロンの増加
　　　（e）基礎体温低下

◎解　答
問題1．（a）　▶ p.118参照
問題2．（d）　▶ p.120参照

# chapter 13 免疫と生体防御

〈学習のポイント〉
①生体防御機構には，非特異的なものと，同じ抗原を排除する特異的な機構がある。
②免疫は特異的防御機構で，抗体による液性（体液性）免疫と，T細胞（Tリンパ球）が主役を演じる細胞性免疫がある。
③抗体である免疫グロブリンには，IgG，IgA，IgM，IgD，IgEがある。
④細胞性免疫はT細胞のつくるインターフェロンなどのサイトカインが関与する。
⑤自己の成分に反応するのが自己免疫で，過剰な免疫反応がアレルギーである。

　私たちのまわりには，細菌，真菌，ウイルスなどの微生物があり，これらが人体に侵入して病気を起こすことがある。また，紫外線や温度変化などの環境因子も健康に害をなすことがある。これらから身を守るために，私たちには生体防御機構が備わっている。

　生体を防御する機構には，異物や病原体の侵入を無差別に排除する非特異的な生体防御機構と，ひとたび病原体に感染すると同じ病原体には2度とは感染しないように働く特異的生体防御機構がある。

## 1. 非特異的生体防御機構

　非特異的生体防御機構はからだに侵入する異物を防ぐ役目があり，異物が侵入した場合に初期段階で作用する。この生体防御機構には次のようなものがある。

### 1）皮膚，粘膜

　異物が外界から体内に侵入するのを防ぐ最初のバリアが，皮膚と粘膜である。

　皮膚の最外層には丈夫な角質層があり（図8-15），微生物が侵入してくるのを防いでいる。眼，呼吸器系，消化器系，泌尿排泄系の一部など，外界と接する粘膜からは，粘液，唾液，涙，尿などの体液が分泌され，微生物を洗い流して，侵入をくい止めている。気管粘膜では上皮細胞による繊毛運動で異物を排泄している。

　このように，皮膚や粘膜は，病原微生物の侵入を防ぐ最初のバリアになっている。

### 2）局所での抗菌性物質分泌

　皮膚からは多くの微生物に対して毒性のある脂肪酸が分泌される。粘膜は，リゾチームやラクトフェリンなど，抗菌性のある化学物質を分泌し，殺菌効果がある。また，胃液は強い酸性で，口から入ってくる細菌を破壊する作用がある。

　さらに消化管粘膜では，病原性のない常在細菌が細菌叢を形成し，病原菌の増殖を阻んでいる。

### 3）好中球，単球，マクロファージによる殺菌

　皮膚や粘膜のバリアを破って組織に侵入した微生物は，好中球，単球，マクロファージによって貪食され，これら白血球が分泌する化学物質によって殺菌される。

図13-1　リンパ球の分化と働き

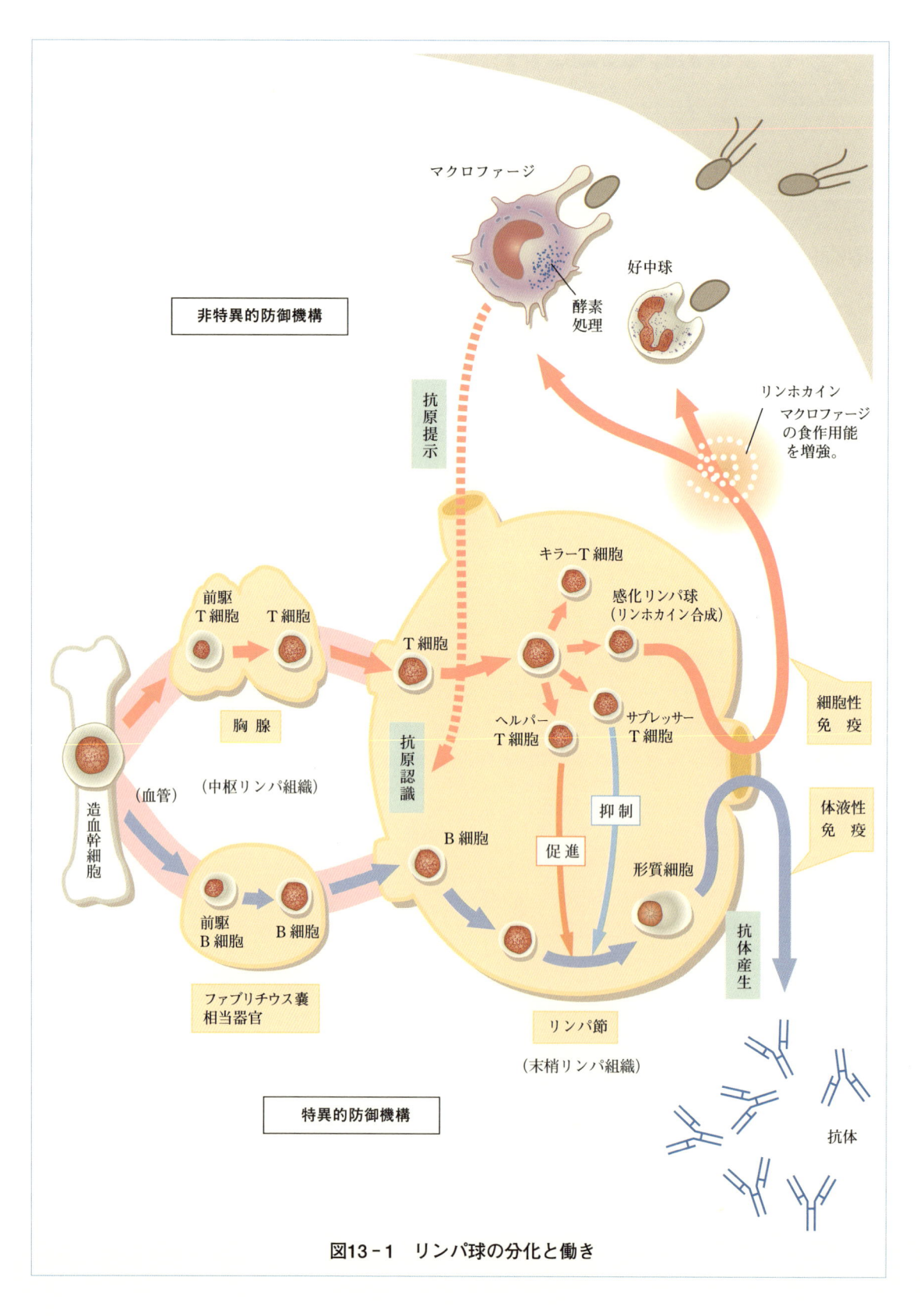

## 2. 生体防御機構における免疫系の特徴

以上のバリアを通過してからだの中に侵入した異物に対しては，免疫系が作動して異物を認識し，破壊して排除しようとする。この働きが免疫である。免疫系の中心をなすのはリンパ球で，自己と非自己の抗原を区別し，目的とする非自己の抗原だけを破壊する。

リンパ球にはT細胞（Tリンパ球）とB細胞（Bリンパ球）があり，T細胞は主として細胞性免疫を，B細胞は主に液性（体液性）免疫を担当する。

リンパ球は，骨髄にある造血幹細胞から発生する（図13-1）。造血幹細胞が分化して前駆T細胞と前駆B細胞に分かれ，それぞれT細胞とB細胞に分化し，成熟する。

前駆T細胞の大部分は胸腺に移り，ここで分化して成熟し，細胞免疫を担当するT細胞になる。T細胞には，移植片，腫瘍細胞，ウイルス感染細胞などを攻撃するキラーT細胞，B細胞の反応を促進して液性免疫を増強するヘルパーT細胞，T細胞やB細胞の反応を抑制するように働くサプレッサーT細胞などのサブセット（亜群）がある。

前駆B細胞は，鳥類ではファブリチウス嚢[*1]で分化し成熟する。ほ乳類ではこのファブリチウス嚢に相当する器官は明確でないが，リンパ組織でB細胞は分化成熟し，最終的には形質細胞にまで分化する。B細胞と形質細胞は免疫グロブリンを産生し，これが抗原抗体反応によって液性免疫を担当する。

なお，リンパ球には，このほかにNK細胞（ナチュラルキラー細胞）やK細胞（キラー細胞）があり，腫瘍細胞などの標的細胞を傷害する。

---

**＊1　ファブリチウス嚢**

ファブリチウス嚢（ファブリキウス嚢）は，16世紀の解剖学者ファブリキウス（Fabricius H）が発見したもので，鳥類の総排泄腔の背側に開口する小さな袋状の器官である。ここでB細胞（BはBursa Fabriciusの頭文字をとったもの）が分化し成熟する。哺乳類ではファブリチウス嚢はなく，骨髄が相当する器官（ファブリチウス嚢相同器官）とされる。

## 3. リンパ節と胸腺

　中枢リンパ組織である胸腺とファブリチウス嚢相当器官で分化し成熟したT細胞とB細胞は，血液にのって全身にあるリンパ節へ移動する。このほかにも，脾臓，扁桃，消化管や気道のリンパ組織，全身の結合組織などへも移動する。そして，全身組織に分布したリンパ球はリンパ液に混じってリンパ管を循環して，再び血中に入る（図5-6）。このようにしてリンパ球は全身を循環し，病原体などの抗原が侵入してくると，免疫応答を行う。

　リンパ節は，リンパ管の途中にある直径1〜30mmのリンパ性器官である。リンパ液を濾過する作用をしており，ここで病原体，異物，毒素などをマクロファージなどの食細胞がとらえる。病原体など食細胞が処理した物質が抗原性をもっていれば，抗原としての情報がリンパ球に伝えられる。そして，リンパ球が抗原として認識し，その抗原に対応する抗体を産生し，抗原抗体反応としての免疫応答が行われることになる。

　胸腺（図13-2）は胸骨のうしろで，心臓の上部に位置する中枢リンパ性器官である。小児期に発達するが，思春期以降には退化して，脂肪組織に変化する（図3-4）。重さは思春期のときには30〜80gで，左葉と右葉に分かれる。胸腺の実質には，上皮細胞，マクロファージ，樹状細胞などが網目構造を形成し，これらがT細胞と接することによってT細胞の分化や成熟を誘導している。

## 4. 液性（体液性）免疫

　細菌やウイルスなどの微生物がからだに侵入した場合，これらの微生物を抗原として認識する抗体が産生される。抗体は，B細胞から成熟した形

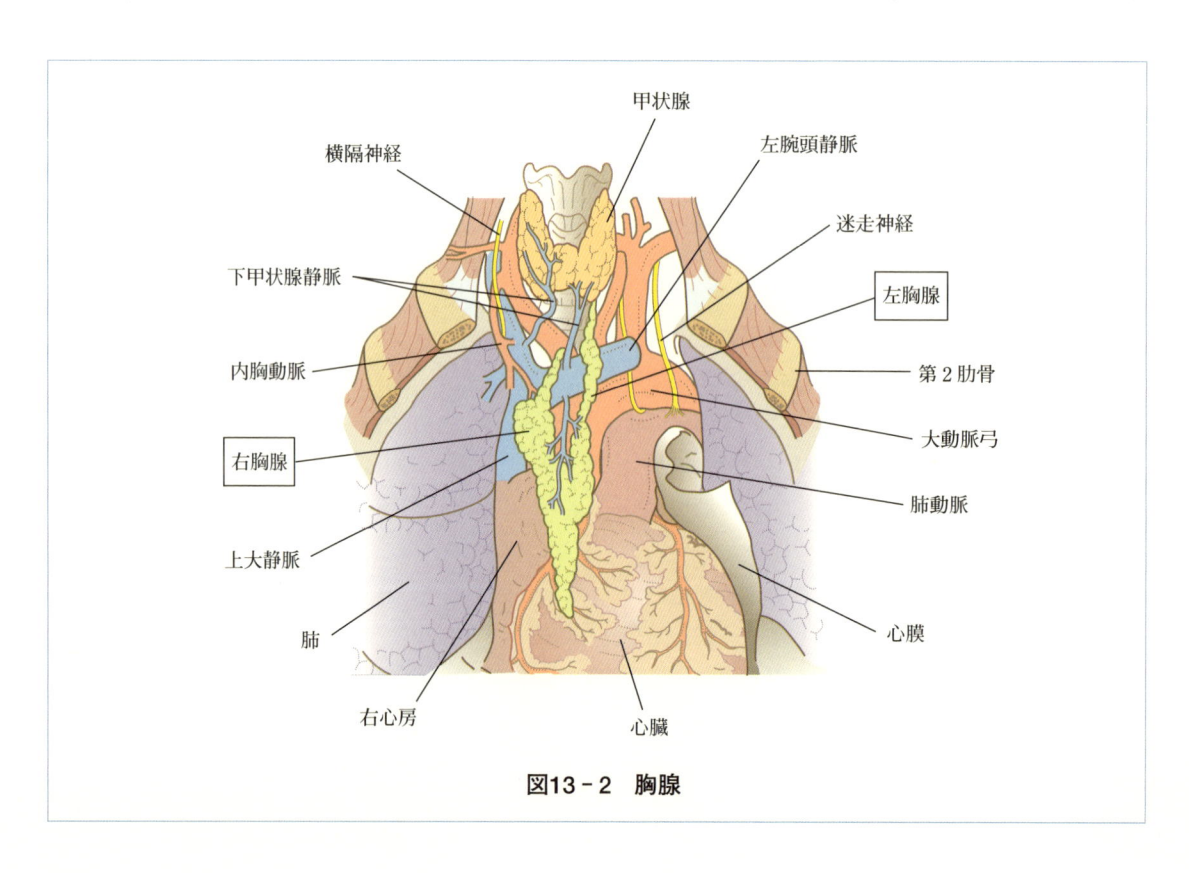

図13-2　胸腺

質細胞によって免疫グロブリンとして産生され，特定の抗原に作用して抗原抗体反応を起こす。抗体は抗原を直接に攻撃するというよりも，抗原抗体反応によって，血清タンパク成分である補体のもつタンパク分解作用や，好中球，マクロファージなどによる食作用が活性化されて，これらの作用で微生物が排除される。このような免疫応答を液性（体液性）免疫という。

抗体である免疫グロブリンには，IgG，IgA，IgM，IgD，IgEの5つのクラスがある。免疫グロブリンの基本構造単位は同じで，2本の重鎖（H鎖）と2本の軽鎖（L鎖）からなるが（図13‐3），H鎖の違いからクラス分けされる。

IgGは血清中の免疫グロブリンの約80％を占めており，細菌やウイルスなどに対する抗体として働く。胎盤を通過するので，母体のもつ抗体が胎児に移行できる。

IgAは鼻汁，気道分泌物，消化液，乳汁などに多く含まれ，気道や消化管などの粘膜における免疫に中心的な役割を果たしている。

IgMは免疫グロブリンの基本構造が5つ集まった五量体で，分子量が大きい。抗原刺激を受けた場合にはIgGに先行してあらわれ，感染症の初期抗体として働く。

IgDの機能は明確にされていない。

IgEはアレルギーに関与する免疫グロブリンである。

なお，抗原と接触して特定の抗体を産生するB細胞は記憶細胞[*2]を生じ，次に同じ抗原が侵入してくると記憶細胞がすばやく反応して，強力に抗体を産生する。

**図13‐3 免疫グロブリンの基本構造**

**＊2 記憶細胞**
一度抗原と接触して免疫応答に関与し，T細胞とB細胞の一部が長く生存し，次回に同じ特異性をもつ抗原が侵入した場合に能率よく免疫反応を起こすものである。

## 5. 細胞性免疫

一方，T細胞が特定の抗原によって刺激されると，感作されたT細胞に分化する。

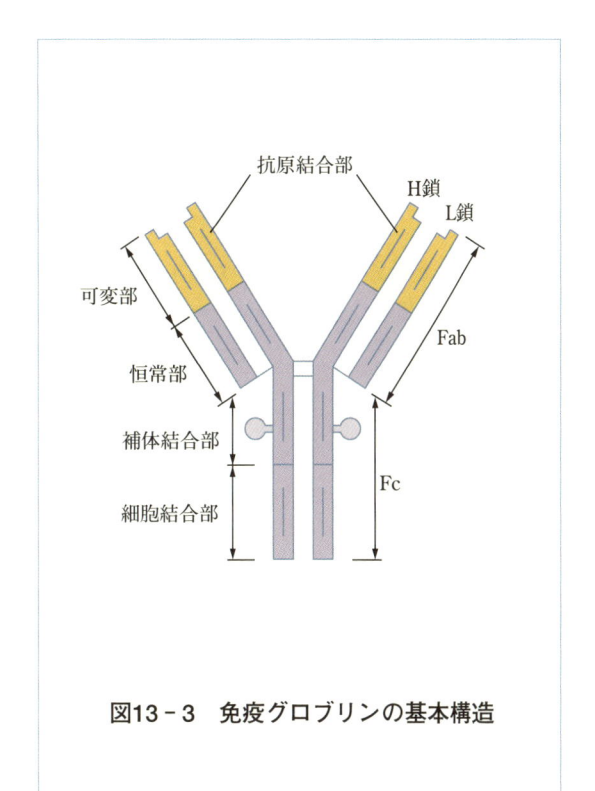

感作されたT細胞は特異的な抗原に反応して，液性因子であるインターロイキン（IL），インターフェロン（IFN），腫瘍壊死因子（TNF）などのサイトカインを産生し，病原体や腫瘍細胞を除去する。また，T細胞自身が移植片や腫瘍細胞などを非自己と認識して直接に攻撃することにある。抗原を直接攻撃して排除するT細胞をキラーT細胞と呼ぶ。

このようにT細胞が主となって起こる免疫応答を細胞性免疫といい，とくに腫瘍細胞やウイルスの除去，真菌，原虫に対する感染防御，移植片拒絶反応などに重要な役割を果たす。

抗原が2回目以降に侵入した場合は，B細胞と同じく，T細胞も記憶細胞を生じる。このため，2回目以降の感染に対しては，すみやかに大量の感作T細胞が生じ，強力な細胞性免疫が発揮される。

## 6. 免疫学的自己の確立と破綻

免疫系では，外来から侵入する病原体の抗原や，生体内に生じた異物である腫瘍細胞などを「非自己」と認識し，排除する。このような免疫系で大きな役割を果たす細胞には，リンパ球と抗原提示細胞がある。

抗原提示細胞には，単球，マクロファージ，樹状細胞などがあり，これらの細胞は抗原物質を取り込んでリンパ球に抗原の情報を伝えている（図13-1）。抗原の情報を伝えられたリンパ球は抗原を認識し，リンパ球が免疫応答を起こす。

免疫系では，非自己の抗原を提示されて応答する。すなわち，「自己」と「非自己」を認識して識別し，個体としての独立性や統一性を守るシステムが免疫系であると考えられる。

免疫系は抗原に特異的な免疫応答を起こすとともに，免疫系の調節を行い，抗原に対する免疫学的な記憶を保持することも特徴である。

ところが，何らかの原因で，免疫系の調節機構が破綻することがある。

たとえば，自己の抗原がウイルスや薬物によって修飾されて抗原性に変化が生じたり，外来性の抗原と自己の構成成分とが交差反応を示すようなことがあれば，本来は外来抗原にしか反応しないはずの抗体が，自己の構成成分と反応してしまったりする。このようにして，自己成分に対して反応を起こしてしまう病態が「自己免疫」といわれ，これによって発症する疾患が膠原病などの自己免疫疾患である。

また，非自己の抗原に対して免疫応答が過剰に起これば，アレルギーを引き起こす。

## ◆ 演習問題

**問題1．** 非特異的生体防御機構に属さないのはどれか。
(a) 皮膚角質層 　　(b) 涙 　　(c) 粘膜
(d) 免疫グロブリン 　(e) マクロファージ

**問題2．** 気道での免疫に中心的な役割を演じるのはどれか。
(a) IgG 　　(b) IgA 　　(c) IgM
(d) IgD 　　(e) IgE

**問題3．** ウイルス感染症の初期に抗体として働くのはどれか。
(a) IgG 　　(b) IgA 　　(c) IgM
(d) IgD 　　(e) IgE

◎解　答
問題1．(d) ▶ p.123参照
問題2．(b) ▶ p.127参照
問題3．(c) ▶ p.127参照

【参考文献】

・奈良信雄『エッセンシャル人体の構造・機能と疾病の成り立ち』医歯薬出版, 2003
・本郷利憲・廣重力監修『標準生理学 第5版』医学書院, 2001
・早川弘一監訳『ガイトン臨床生理学』医学書院, 1999
・今川珍彦・北村清吉・佐藤健次『生理学』医歯薬出版, 2007
・佐藤健次『解剖学』医歯薬出版, 2007
・中野昭一『図説・ヒトのからだ』医歯薬出版, 2000
・貴邑冨久子・根来英雄『シンプル生理学』南江堂, 1998

# index ■さくいん

ACTH　71
ADH　72
ANP　24, 63
BNP　64
B細胞　125
Bリンパ球　125
cAMP　15
CRH　70
DNA　3
FSH　71
GH　71
GHIH　70
GHRH　70
GnRH　70
IgA　127
IgD　127
IgE　127
IgG　127
IgM　127
K細胞　125
LH　71
LHRH　70
NK細胞　125
PRL　72
PTH　64, 73
RNA　3
SS　70
$T_3$　72
$T_4$　72
TRH　70
TSH　71
T細胞　125
Tリンパ球　125

## あ
アシドーシス　24
圧覚　90
圧受容器　24

アドレナリン　74
アミン・アミノ酸誘導体ホルモン　67
アルカローシス　24
アルドステロン　24, 63, 74
アレルギー　128
アンジオテンシンⅠ　24
アンジオテンシンⅡ　24
アンドロゲン　72
胃　40
移行上皮　4
インスリン　74
咽頭　40, 94
運動器系　107
運動機能　34
運動神経線維　20
液性免疫　28, 103, 125, 126
エストロゲン　74, 119
エピネフリン　74
エリスロポエチン　101
嚥下　45
延髄　82
黄体形成ホルモン　71
黄体ホルモン　72, 74, 119
横紋筋　6
オキシトシン　72
温覚　90

## か
外呼吸　95
概周期リズム　26
回腸　40
外胚葉　31
外部環境　13
核　1
顎下腺　40
下垂体　71
下垂体後葉　72
下垂体前葉　71

下垂体前葉ホルモン　28
下垂体中葉　72
下垂体ホルモン　28
活動電位　16
カテコールアミン　73, 74
カルシトニン　72
感覚器　13, 19, 87
感覚受容器　13
感覚情報　19
感覚神経　20
緩衝作用　25
冠状動脈　50
肝臓　42
間脳　78
器官　1
気管　94
器官系　1, 8
気管支　94
気道　93
嗅覚　90
橋　78
胸腺　126
キラー細胞　125
筋原線維　111
筋収縮　112
筋線維　111
筋組織　6
筋肉　110
筋肉の疲労　114
空腸　41
グルカゴン　74
クロマチン　3
クロモソーム　3
形質細胞　125
系統　1, 8
血圧　54
血液　7, 99
血液凝固　102, 103

血管　53
血管作動性物質　63
血球　99
結合組織　5
血漿　22，60，101
血漿浸透圧　60
血小板　101，103
血栓　104
結腸　42
言語機能　34
口蓋　40
効果器　13
交感神経　86
口腔　38
抗原　28，126
膠原線維　5
高次脳機能　34
恒常性　21
甲状腺　72
甲状腺刺激ホルモン放出ホルモン　70
甲状腺ホルモン　64，72
口唇　38
抗体　28，126
喉頭　94
更年期　34
興奮の伝達　16
興奮の伝導　16
抗利尿ホルモン　24，63，72
甲状腺刺激ホルモン　71
呼吸器系　93
呼吸性アシドーシス　25
呼吸性アルカローシス　25
骨格筋　107，111
骨格系　107
骨吸収　110
骨形成　110
骨髄　99
骨組織　6
骨粗鬆症　35，110
ゴナドトロピン放出ホルモン　70
コラーゲン線維　5
ゴルジ装置　8

## さ

サイトカイン　128
再分極　16
細胞　1
細胞外液　22，60
細胞質　1，4
細胞性免疫　28，103，125，127
細胞内液　22，60
細胞内受容体　69
細胞内小器官　8
細胞膜　1
細胞膜受容体　67
サイロキシン　72
酸塩基平衡　23，24，62，102
三尖弁　50
視覚　87
耳下腺　40
色素組織　5
糸球体　57
軸索　17
シグナル伝達　14
刺激伝導系　50
止血　104
自己免疫　128
支持組織　5
思春期　33
視床　78
視床下部　70，78
舌　39
痔帯　42
児童期　33
シナプス　18
脂肪組織　5
重層扁平上皮　4
十二指腸　40
受精　31
受容器　13，19
受容体　14
循環器系　49
循環血液量　23
循環血漿量　23
消化管　37

消化管運動　45
消化器系　37
小循環　51
小腸　40
小脳　78
上皮　4
上皮小体　72
上皮組織　4
小胞体　8
情報伝達　13
静脈　53
静脈系　54
食道　40
食欲　90
女性生殖器　118
触覚　90
自律神経系　14，21，77，83，86
痔輪　42
腎盂　57
神経筋接合部　18
神経系　13，77
神経組織　7
神経伝達物質　18，84
神経分泌　28
腎小体　57
新生児期　32
心臓　49
腎臓　57
心臓壁　50
靱帯　107
伸展受容器　23
心房性ナトリウム利尿ペプチド　24，63
随意筋　6
膵臓　44，74
髄膜　82
ステロイドホルモン　67
静止膜電位　16
性周期　119
生殖機能　34
生殖系　117
生殖細胞　1
成人期　33

性腺　74
性腺刺激ホルモン　71
性腺刺激ホルモン放出ホルモン　70
精巣　74，117
生体防御　28，102
生体防御機構　123
生体膜　9
生体リズム　26
成長　32
成長ホルモン　71
成長ホルモン放出ホルモン　70
成長ホルモン抑制ホルモン　70
青年期　33
セカンドメッセンジャー　67
脊髄　7，82
脊髄神経　83
舌下腺　40
赤筋　114
赤血球　101，102
摂食反射　90
舌乳頭　39
線維　20
腺上皮　5
染色質　3
染色体　3
蠕動運動　46
前頭葉　77
線毛上皮　5
僧帽弁　50
側頭葉　77
組織　1，4
組織間液　22，60
組織呼吸　95
咀嚼　44
速筋　114
ソマトスタチン　70，74

### た

体液　22，60
体液浸透圧　23
体液性免疫　28，103，125，126
体温　26，102
体温調節機構　26

胎芽　32
体細胞　1
胎児　32
代謝性アシドーシス　25
代謝性アルカローシス　26
体循環　51
大循環　51
体性感覚　20
体性神経系　21，77，83，85
大腸　42
大動脈弁　50
大脳　77
大脳辺縁系　78
胎盤　120
唾液腺　39，40
脱分極　16
男性生殖器　117
弾性組織　5
男性ホルモン　72，74
単層円柱上皮　4
単層扁平上皮　4
単層立方上皮　4
胆嚢　44
タンパク・ペプチドホルモン　67
遅筋　114
知能　34
着床　31
中心体　8
中枢神経　7，20
中枢神経系　77
中脳　78
中胚葉　31
聴覚　89
跳躍伝導　18
直腸　42
チロキシン　72
痛覚　90
デオキシリボ核酸　3
テストステロン　74
電解質　22，62
電解質コルチコイド　74
糖質コルチコイド　74
頭頂葉　77

動脈　53
動脈系　53
特殊感覚　20
トリヨードサイロニン　72

### な

内呼吸　95
内臓感覚　20
内胚葉　31
内部環境　13
内分泌系　14
ナチュラルキラー細胞　125
ナトリウムポンプ　16
軟骨　107
軟骨組織　5
乳児期　32
ニューロン　7，17
尿細管　57
妊娠　31，120
ネフロン　57
脳　7
脳室　82
脳神経　83
脳・脊髄神経系　77
能動輸送　16
脳ナトリウム利尿ペプチド　64
脳の血管支配　84
ノルアドレナリン　74
ノルエピネフリン　74

### は

歯　38
肺　94
肺呼吸　95
肺循環　51，94
肺静脈　95
肺動脈　94
肺動脈弁　50
排便　47
排卵　31，119
拍動　50
バソプレシン　24，63，72
発育　32

白筋　114
白血球　101，103
鼻　93
パラソルモン　73
反射　20
反射弓　20
皮膚　90
ファブリチウス嚢　126
フィードバック機構　21，69
副交感神経　86
副甲状腺　72
副甲状腺ホルモン　64
副腎　73
副腎髄質　74
副腎性アンドロゲン　74
副腎皮質　73
副腎皮質刺激ホルモン　71
副腎皮質刺激ホルモン放出ホルモン　70
副腎皮質ホルモン　73
不随意筋　6
プロゲステロン　72，74，119
プロラクチン　72
分娩　120
糞便形成　47
平滑筋　6
閉経　35
平衡感覚　89

弁膜　50
房室弁　50
胞胚　31
ボウマン嚢　57
頬　38
骨　107
ホメオスタシス　13，21
ホルモン　14，26，28，67，69
ホルモン分泌　28

**ま**

マクロファージ　123
末梢神経　7，20
末梢神経系　77，82
味覚　89
水　61
ミトコンドリア　8
味蕾　39
無髄神経　17
免疫　28，125
免疫グロブリン　127
毛細血管　53
盲腸　42
門脈　54

**や**

有髄神経　17
幼児期　32

**ら**

ライソソーム　8
ランゲルハンス島　74
卵子　119
卵巣　74，118
ランビエの絞輪　17
卵胞刺激ホルモン　71
卵胞ホルモン　74，119
リガンド　14
リソソーム　8
リボ核酸　3
リボソーム　8
リンパ　7
リンパ管　54
リンパ系　54
リンパ節　126
冷覚　90
レセプター　14
レニン　24
レニン-アンジオテンシン系　55
老年期　33

## 解剖生理学

2008年5月20日　第一版第1刷発行
2013年4月1日　第一版第3刷発行

著　　者●奈良信雄
イラスト●アイリス・アイリス
発 行 者●宇野文博
発 行 所●株式会社 同文書院
　　　　　〒112-0002　東京都文京区小石川5-24-3
　　　　　TEL（03）3812-7777
　　　　　FAX（03）3812-7792
　　　　　振替　00100-4-1316
印刷・製本●中央精版印刷株式会社

ⓒNobuo Nara, 2008
Printed in Japan　ISBN978-4-8103-1355-0

●乱丁・落丁本はお取り替えいたします